全民阅读

中医科普进家庭丛书

总主编 | 何清湖

中医说男人

何清湖
周兴 ◎ 主编

全国百佳图书出版单位
中国中医药出版社
·北 京·

图书在版编目（CIP）数据

中医说男人 / 何清湖总主编；何清湖，周兴主编 . —北京：
中国中医药出版社，2023.4
（全民阅读 . 中医科普进家庭丛书）
ISBN 978-7-5132-8069-3

Ⅰ . ①中… Ⅱ . ①何… ②周… Ⅲ . ①中医男科学 -
普及读物 Ⅳ . ① R277.57-49

中国国家版本馆 CIP 数据核字（2023）第 039735 号

中国中医药出版社出版

北京经济技术开发区科创十三街 31 号院二区 8 号楼
邮政编码　100176
传真　010-64405721
河北品睿印刷有限公司印刷
各地新华书店经销

开本 710×1000　1/16　印张 11.5　字数 152 千字
2023 年 4 月第 1 版　2023 年 4 月第 1 次印刷
书号　ISBN 978 - 7 - 5132 - 8069 - 3

定价　39.80 元
网址　www.cptcm.com

服 务 热 线　**010-64405510**
购 书 热 线　**010-89535836**
维 权 打 假　**010-64405753**

微信服务号　**zgzyycbs**
微商城网址　**https://kdt.im/LIdUGr**
官 方 微 博　**http://e.weibo.com/cptcm**
天猫旗舰店网址　**https://zgzyycbs.tmall.com**

如有印装质量问题请与本社出版部联系（010-64405510）

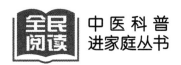

中医科普
进家庭丛书

《中医说男人》
编委会

总主编 何清湖

主　编 何清湖　周　兴

编　委（以姓氏笔画为序）

丁　劲　石若冰　宁　港　朱丛旭

孙天松　李波男　吴　悔　陆包伟

盛　文　彭阿建　黎志清

序 言

"中医药学是中华民族的伟大创造，是中国古代科学的瑰宝。""中医药学包含着中华民族几千年的健康养生理念及其实践经验。"中医药学是我国珍贵的文化遗产，是打开中华文明宝库的钥匙，是中华文明得以延续和发展的重要保障，经历了数千年的沉淀与发展，直至今日依然熠熠生辉。中医药学积累了大量宝贵的健康养生理论及技术，如食疗、药疗、传统功法、情志疗法及外治疗法等，这些在我们的日常生活中处处可见，有着广泛的群众基础。

2016年2月26日，国务院印发《中医药发展战略规划纲要（2016—2030年）》，其中明确指出："推动中医药进校园、进社区、进乡村、进家庭，将中医药基础知识纳入中小学传统文化、生理卫生课程，同时充分发挥社会组织作用，形成全社会'信中医、爱中医、用中医'的浓厚氛围和共同发展中医药的良好格局。"为了科普中医药知识，促进全民健康，助力"健康中国"建设，中华中医药学会治未病分会组织全国专家学者编撰《全民阅读·中医科普进家庭丛书》。整套丛书包括10册，即《中医说本草》《中医说古籍》《中医说孩子》《中医说老人》《中医说女人》《中医说男人》《中医说情绪》《中医说调摄》《中医说养生》《中医说疗法》。我们希望通过《全民阅读·中医科普进家庭丛书》向广大群众传播中医药知识，让老百姓相信中医、热爱中医、使用中医。

本套丛书编写的目的是通过"中医说"向老百姓普及中医药文化知识

及养生保健方法，因此在保证科学性与专业性的前提下，将介绍的内容趣味化（通俗易懂）、生活化（贴近实际）、方法化（实用性强）。

1. 科学性：作为科普丛书，科学性是第一要素。中华中医药学会治未病分会委员会组织行业内的知名专家学者编撰本套丛书，并进行反复推敲与审校，确保科普知识的科学性、专业性与权威性。

2. 通俗性：本书在编写过程中肩负着重要的使命，就是如何让深奥的中医药知识科普化，使博大精深的中医药理论妙趣横生，从而能够吸引读者。因此，我们对中医药理论进行反复"咀嚼"与加工，使文字做到简约凝练、通俗易懂。

3. 实用性：本书内容贴近实际，凝练了老百姓日常生活中常遇到的健康问题，重视以具体问题为导向，如小孩磨牙、老年人关节疼痛、女性更年期综合征、男性前列腺问题等，不仅使读者产生共鸣，发现和了解生活中的常见健康问题，同时授之以渔，提供中医药干预思路，做到有方法、实用性强。

总之，《全民阅读·中医科普进家庭丛书》每一分册各具特色，对传播中医药文化、指导老百姓的养生保健有良好的作用。在此特别感谢中华中医药学会治未病分会、湖南中医药大学、湖南医药学院等单位对本套丛书编撰工作的大力支持。对一直关心、关注、支持本套丛书的专家学者表示诚挚的感谢。

由于时间比较仓促，加之编者水平有限，难免存在一些不足之处，恳请广大读者提出宝贵的意见和建议，以便有机会再版时修正。

中华中医药学会治未病分会主任委员

湖南中医药大学教授、博士生导师　何清湖

湖南医药学院院长

2022 年 12 月

 前 言

身体好，家才好

男性是社会中一个庞大的群体，也是人类社会的基本组成部分。无数男性扛起了家庭的责任，奔波于城市之中。男性是职场的中坚力量，是家庭的顶梁柱。就是这样一个群体，往往在工作中游刃有余，却在调养身体上身不由己。男性的健康，不仅是自己一个人的健康，也是全家人的健康。从一个小家庭的角度来看，男性是儿子，是丈夫，是父亲，因此男性的健康十分重要，身体好，家才能更好。

俗话说"年轻时用身体挣钱，年迈时用钱换身体"，这是一种多么形象贴切的说法。在医院门诊上，常常会见到很多男性挣得了大钱或在某一个领域中打下了江山，却也病来如山倒，还有的男性一直奔走在工作中，不断消耗着自己的生命，透支着自己的健康。"熬着最深的夜，喝着最好的咖啡""吃着最辣的食物，用着最贵的胃药"，这些都是现代人生活的真实写照。男性的健康状况已不容忽视，高血压、糖尿病、冠心病等疾病的发病率不断升高，发病人群不断年轻化，还有些男性因为在工作、生活中压力大或长时间精神紧张而出现焦虑、失眠多梦、乏力、易疲劳等情况。因此，保护男性身体健康刻不容缓。

《黄帝内经》云："夫病已成而后药之，乱已成而后治之，譬犹渴而穿

井，斗而铸锥，不亦晚乎？"很多男人宁愿用几十元钱去买治疗胃病的药物，却不愿花几元钱吃一次早餐；很多男人宁愿拖着疲惫的身躯进行没有意义的忙碌，却不愿在晚上十点入睡；很多男人宁愿花几千元去购买一身名牌衣服，却不愿吃好一日三餐；很多男人宁愿用上万元去医院看病，却不愿改变自己生活中不良的生活习惯。养生意识薄弱的男性应从何时开始开启自己的健康之路呢？

树立健康意识，从什么时候开始都不晚。本书基于男人的社会特点及生理特点，立足于通过对男性身心健康的合理分析来进行养生规划指导，从男性的日常生活保健到相关疾病防治，从饮食建议到穴位保健，详细解读了男性健康。本书运用通俗的语言来解读男性在生活中可能会遇到的各种困扰，希望男性在繁忙的生活、工作中学会"偷闲"，在压力下学会释放，希望男性朋友们在阅读本书后可以找到摆脱困扰的方法，找到适合自己的养生方法。

希望男性群体身心康健。身体健康，家庭才能更加幸福。

何清湖　周　兴

2022 年 12 月

目 录

第八章　男人实用穴

第一章
男人要健康

第一节 男人与亚健康

古代的男人骑马射箭,现代的男人伏案奔波。男人常常要扛起一个家庭,可谓之"难人"也!在这不停的奔波劳累之下,很多男人不免会有心理、身体上的不适,比如失眠、疲劳、健忘、口干等,这些不舒服的表现就是我们常说的"亚健康",虽然可能不会马上引起严重的疾病,但是也会对身体造成伤害。

1. 什么是亚健康

亚健康是一种介于"健康"与"疾病"之间的状态,简单来讲就是身体出现了一系列非健康的症状,但又不属于疾病范畴。处于亚健康状态的人们没有办法达到健康的标准,在一定时间范围内身体无法迅速恢复至健康的状态。如果一个人长期处于亚健康状态,就会逐渐导致相关疾病的出现。

2. 男性为何会出现亚健康状态

(1)不注重养生

大多数男性不注重养生,有一大部分人甚至不重视自己的生活状态。身边的大多数男性如果不从事医疗相关的工作,几乎不会考虑养生的问题,对于基本的养生知识甚至一无所知。

(2)工作、生活压力大

男性在生活中的家庭和工作压力较大,有很多男性无法做到家庭与工作相平衡。在工作中或整日奔波，或整日伏案，无论哪种工作状态对自己的身体都是一种消耗。在家庭生活中，常常因为没有更多的时间来陪伴家人而导致一些家庭矛盾的产生。有的时候应酬到很晚，没有时间陪伴孩子，没有办法与家人交流，躺下后脑海里又总会出现各种各样的工作画面，无法入睡。这些，都会给男人带来无形的压力。

（3）吸烟与饮酒

有人说烟酒是健康的"头号杀手"，而吸烟、饮酒的群体中以男性为多。长期吸烟不仅会对肺造成影响，对身体的其他器官也会有很大的危害，吸烟产生的依赖性让戒烟成了一件非常艰难的事。饮酒或为应酬，或为消愁，严重者酗酒，出现酒精依赖，极大地影响男性的身体健康。

（4）不良生活习惯较多

由于现代生活节奏较快，很多人都意识不到自己有不良的生活习惯，比如熬夜、饮食不规律、缺乏运动等，而不良的生活习惯恰恰是造成亚健康的主要原因之一。

亚健康虽然是现代男性的一种常态，但是这种"常态"是不正确的，是必须要做出改变的，比如放下手中的电脑，敞开自己的心扉，迈开自己的双腿，走出自己的人生。远离亚健康，不仅是一个男人的责任，更是义务。

第二节　男人与痛风

痛风这种疾病似乎有"性别歧视"，男性患痛风的概率要比女性高出八九倍。中医学认为，痛风归属于"痹证""历节"等范畴，主要病因是身体受到了湿热邪气的入侵，导致经络及关节痹阻，也与脾胃虚弱导致运化失常，生湿化热，进而经络不通有关。总而言之，从中医学角度来讲，痛风主要与湿热之邪有关。

1. 在生活中，它们常常与痛风有关

（1）体重过重，痛风来找

痛风与体重有关。很多男性进入中年后会或多或少地发福，这不仅与日常饮食习惯有关，还与生活、工作压力等有关。一般来讲，体重指数与痛风的发病率呈正相关，在体重指数不断上升的同时，患痛风的风险也越来越高。

（2）习惯过差，痛风来找

喝酒、吸烟、熬夜……这些不良的生活习惯都在悄悄影响着身体健康。李先生是一家公司的高管，35 岁左右，年轻有为。他平时几乎每晚都有生意上的应酬，陪客户喝酒更是常事。虽然他明白应该注意锻炼身体，但是却从未真正改变过自己的习惯，尤其是每到月底的时候，总要不停地熬夜写工作报告。他非常享受这种看似美好的生活，却不知一种疾病正在悄悄靠近。一天晚上在与同事吃完火锅喝了啤酒之后，李先生晕晕乎乎地回到家，刚躺下就睡着了。没想到半夜时右脚大趾突然痛得厉害，妻子赶紧

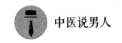

拨打 120 将其送到了医院。在医生的一番询问后，李先生被告知可能患了"痛风"，并需要做进一步的检查。经过检查，李先生被确诊患了痛风。虽然痛风看起来是个"来无影"的疾病，但是让自己保持健康、良好的生活习惯，可以大大降低患痛风的概率。

（3）饮食好，痛风跑

脾胃虚弱也是诱发痛风的因素，饮食习惯长期不佳的人群容易出现脾胃虚弱。在平时的生活中，常见的不良饮食习惯有很多：其一，不吃早餐，这会导致胃酸分泌过多而影响肠胃功能，还会增加肥胖的风险；其二，吃垃圾食品，垃圾食品包括油炸类食品、烧烤等，虽然我们的胃有较强的防护系统，但是也禁不起垃圾食品的多重攻击，过多食用垃圾食品易造成胃黏膜损伤，也可增加患癌的风险；其三，吃生冷的食物，在夏天的时候，很多人都会频繁吃冰激凌、喝冷饮，虽然会暂时感到凉爽，但也会刺激胃黏膜，使胃的防御功能下降，寒邪会趁机侵入体内，特别是体弱阳虚的人，容易造成严重的脾胃虚弱，这样就给了痛风很好的入侵机会。

那么预防痛风应怎样吃呢？现代研究发现，男性痛风发作最常见的诱因是饮酒与高嘌呤类食物的摄入，因此在日常饮食中，应多吃蔬菜水果，少吃高嘌呤的食物，这样可有效预防痛风的发作。常见的高嘌呤食物包括鸡肝、猪肝、豆苗菜、豆芽、沙丁鱼、带鱼，以及羊肉火锅汤、浓鱼汤、海鲜火锅汤等。

2. 痛风的中医疗法

（1）中医验方——丹参桂枝汤

中医学治疗痛风别具一格，其中有一个验方叫丹参桂枝汤。

组成：桂枝 10 克，川芎 10 克，羌活 10 克，桑枝 12 克，秦艽 10 克，苍术 9 克，牛膝 12 克，丹参 15 克，防己 10 克，甘草 6 克，以水煎服，一日 1 剂。

功效：本方有散寒祛湿、止痛活血之功效，常用于原发性痛风之急性痛风性关节炎，需在医生的指导下加减使用。

（2）推拿疗法——足底按摩

痛风来找，可以试试足底按摩。

足底反射区有许多：甲状旁腺、心、脾、肾上腺、肾、输尿管、膀胱、胃、胰、十二指肠、盲肠（阑尾）、回盲瓣、升结肠、横结肠、降结肠、乙状结肠、直肠、小肠、肛门等。常按摩足底，可以对五脏六腑起到良好的保健作用。

按摩方法：用拇指端或食指指间关节点按，从下至上，从外向内依次点按，按摩力度不宜过大，以稍有酸痛感为宜。

痛风是一种"来得急，去得快"的疾病，有些人患了痛风后，经过治疗症状全部消失，就会觉得痛风痊愈了，但是当痛风的某一个诱因出现时，就又会发作。痛风的治疗有一定的周期性，在治疗过程中要严格遵照医生的指导，并且坚持正确的生活方式，这样才可使痛风早日消失。

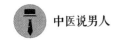

第三节　男人与高血压

高血压是一种常见病，"常见"一词表明它的发病率比较高。关于高血压，很多人觉得自己又没有什么症状，可以不用管它。事实上，这种想法是非常错误的。对于没有症状的患者来讲，并不意味着可以不治疗。例如，在高血压初期，身体可能就已经出现细小动脉痉挛等病变了，如果不及时治疗，这些细小的动脉就会发生硬化。如果病情进一步发展，身体更大的动脉就会逐渐硬化甚至形成血栓，进而危及心、脑、肾等器官。高血压还是诱发中风、心肌梗死、肾功能衰竭等的重要因素。所以，高血压危害健康的方式可以说是"温水煮青蛙"，悄无声息，但损害很大。

高血压是西医学的名词，属中医学"眩晕""头痛"等范畴。

1. 男性易患高血压的原因

为什么男性容易患高血压呢？这就要从高血压的病因来分析了。

（1）长期精神紧张

人们在紧张烦躁的状态下血压就会升高，从中医学角度来讲，长期情绪紧张可使肝气郁结，气郁则化火伤阴，肝阴损耗，火热上扰神窍（大脑），就会出现眩晕、头痛等症状。男性在工作、生活中承受的心理精神压力较大，如果长期处于紧张焦虑状态，就容易导致血压升高。因此，男性在日常生活中要注意调畅自己的情绪，做好自我压力管理，可以选择多与家人或者朋友交流，吐露心声，也可选择通过运动健身等来丰富自己的生活，在压力过大时做一些轻松的事情，如听音乐、看电视等。保持平和的心态、良好的情绪有助于降低高血压的患病风险。

（2）饮食不节

饮食对血压的影响包括很多方面，从具体的饮食物来说，摄入过多盐类可增加高血压的患病风险，长期饮酒也是高血压的诱因，比如一些因为工作性质的原因应酬较多的男性饮酒量较大且饮食习惯差，这就决定了这类人群会更加容易患高血压；从饮食习惯来说，夜晚进食、不规律饮食等都可对身体造成危害。中医学认为，过量饮酒、饮食不节可致脾胃损伤，可出现脾失健运等情况，这样就会湿聚生痰，痰浊上扰，从而诱发头痛等一系列症状。因此，预防高血压首先要保证饮食的合理性：保持低盐低油的清淡饮食，每天盐的摄入量不可过高，《中国居民膳食指南（2022）》建议成人每日盐的摄入不超过 5 克；戒酒，虽然有酒解千愁，但酒可伤身，过量饮酒可导致血压升高；规律饮食，保证每天按点吃饭，坚持"早餐吃好，午餐吃饱，晚餐吃少"的饮食原则，食物不可过冷或过热，进食不可过快或过慢。

（3）吸烟

香烟盒上清晰地标注着"吸烟有害健康"几个字，吸烟除了对肺脏危害较大，最不容忽视的就是对于心脑血管的伤害。长期吸烟会加速动脉硬化，增加心脑血管疾病的患病风险。由于男性群体中吸烟者较多，因此男性患高血压的风险也相对较高。

2. 高血压的中医疗法

（1）中医验方——八味降压汤

从中医学角度来讲，高血压的形成很多情况下与气血不畅有关，八味降压汤就是疏畅气血降压验方中的一种。

主要组成：紫丹参 30 克，怀牛膝 15 克，夏枯草 30 克，牡丹皮 15 克，钩藤 15 克，刺蒺藜 15 克，代赭石（碾细）30 克，以水煎服，一日 1 剂，

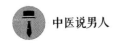

可分 2 次服用。

功效：本方可清热散瘀，对高血压有较好的治疗效果，必须在医生的指导下使用。

（2）中医食疗——胡萝卜粥

本食疗方适用于高血压及消化不良人群。

材料：胡萝卜 1～2 根，大米、葱、姜、香菜适量。

做法：先将胡萝卜洗净切成细丝，沸水稍微煮过后捞出备用；锅中加食用油，将葱花、姜末等调料炒后备用；将大米加水煮粥，快熟时加入煮过的胡萝卜丝同煮，起锅时撒些香菜，淋入芝麻油即可，可根据个人口味加入适量蜂蜜。

3. 降压小技巧

（1）梳头式

双手相对，十指分开置于头顶，双手指尖贴紧头皮，由前额发际向后做梳抓动作，应适当用力按摩，因为头部穴位较多，可通过刺激穴位达到一定的降压效果。

（2）抹额按摩

双手掌心向下，拇指分别按住两侧太阳穴，食指紧贴额部，由中间向两边按摩，持续 5 分钟，再将食指紧贴眉上眼眶部，由中间向两边按摩，也进行 5 分钟，两者可交替进行。

（3）揉发根

掌心向内，拇指分别按两侧太阳穴，其余手指在前额发际处进行回旋式按摩，一次 7～10 分钟。

4. 高血压防治小贴士

高血压是可以预防和治疗的，在生活中，应减少食盐摄入量，通过运动等方式来控制体重，戒烟戒酒，进行适当的体育锻炼，这些措施都可以降低高血压的患病率。如果已经出现血压升高，不要气馁，积极接受治疗可以有效控制血压，出现并发症的概率也会随之降低。

　　需要特别提醒的是，在治疗高血压的过程中不可随意停药，否则会引起血压的迅速升高，反而会加重对血管的损害，进而增加患心脑血管疾病的风险。

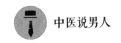

第四节　男人与高血脂

我们日常生活中所说的"高血脂"，它的规范用词为高脂血症。

1. 血脂为什么会升高

提到血脂高，人们就会想到肥胖。其实，血脂升高还真与肥胖有关，这就要从血脂是什么说起。从字面意思来理解，血脂就是人体血液中的脂类，医学上血脂是人体血浆中的中性脂肪和类脂，它们也是人体生命活动的必备物质。但是，任何物质的量都有一个度，当超过了"度"的时候，就会出现负面影响，比如当血脂超过正常值时，就会引起高脂血症。早在《黄帝内经》中就出现了相关记载，比如《灵枢·卫气失常》中记载"脂者，其血清，气滑少"，有观点认为这是几千年前祖先们对于血脂的理解。中医学认为，血脂升高主要是长期饮食失调导致水谷精微不能很好地营养全身，反而变成脂浊引起的。

都说男性容易血脂升高，其实这与性别本身并没有很大的关系，主要与饮食生活习惯有关。男性血脂升高主要是不良的生活饮食习惯，以及长期缺乏运动等多种因素造成的。高脂血症看似没有明显的症状，但却在一点一点地侵蚀着健康。虽然说高脂血症患者大多被肥胖问题困扰，但形体消瘦的人群也会出现血脂升高，这主要与人体代谢异常有关。

2. 血脂升高的危害

血脂升高是许多疾病的导火索。血脂升高会增加血液黏稠度，易在血管中形成斑块，当斑块随着血液循环不停游走时会造成血管堵塞的风险，随之而来的就是心肌梗死或脑血栓等相关疾病。

杨先生身高一米八，是个体重 110 千克的壮汉。一次跟朋友聚会后回到家中，突然感觉头晕目眩，急忙拨打了 120 后被送往医院治疗。检查后发现杨先生患有高脂血症、高血压。他对医生说，自己确实患有高脂血症，但是以前测血压是正常的，没想到现在血压也高了。经过此事，杨先生下定决心要甩掉脂肪，经过治疗和改变生活习惯后，半年下来减掉了 20 千克，一年后又减掉了 15 千克。复查时杨先生的血脂和血压指标恢复了正常，精神也好了很多，变成了精神小伙。

3. 怎样防治高脂血症

（1）预防高脂血症，要防止"病从口入"

预防高脂血症，首先就是要管住嘴。吃饭的速度不宜过快，一般情况下频次不可过少或过多，一日三餐最为合适，血脂升高的人群应少食多餐。油炸类食物、烧烤及膨化类食品含油量过高，易导致血脂升高，应尽量少吃。少食脂肪含量过高的食物，如红烧肉、梅菜扣肉等。肥胖的人群要注意每日的饮食搭配，保证水果与蔬菜的摄入量。我们的胃的空间是有限的，当胃被青菜等低脂的食物填满后，高脂肪的食物自然就进不来了。

下面为大家介绍几个常见的食疗方。

①降脂粥：取泽泻 15 克煎成水，加入粳米 50 克熬成粥即可食用。这道粥主要是用到泽泻的功效，利水渗湿、降浊化脂。需要提醒的是，泽泻虽然利湿降浊效果好，但是性寒，因此不可常食。关于泽泻利湿降浊降脂的作用还有一个传说。相传，古代有位中年男子家境殷实，整天珍馐美味，再加上平时不爱活动，所以体重很重，稍走上一段距离就大汗不止，气喘吁吁。后来遇到一位乡野大夫，推荐他用泽泻煎水饮用，几天后他身体困重的症状就消失了，身体感觉轻松了许多。

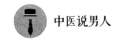

②老醋花生米：准备花生米、油、白糖、老陈醋、香菜、生抽等食材及调味品。把花生米用清水清洗一遍，沥干放在容器中备用。将白糖、生抽、老陈醋提前按自己的口味搅拌均匀，备用。将香菜洗净，切成末，放在小盘中备用。这些准备工作完成后，就开始制作老醋花生米了。将炒锅用文火预热，刷上一层薄薄的食用油，不要太多。把沥干的花生米均匀地铺在刷上油的炒锅中，盖上锅盖，当听到花生噼里啪啦的声音越来越大时，可以打开盖子翻炒一下，5分钟左右就可以盛出。最后，把之前调好的汁趁热均匀地浇在花生米上，撒上香菜，酸甜可口的老醋花生米就做成了。醋有助于降压降脂、软化血管；花生有助于降低胆固醇，促进血管健康，增强记忆力。

③决明子绿茶：取决明子、绿茶各3克，将决明子用小火炒至香气溢出时取出，放凉后将炒好的决明子、绿茶同放杯中，加入沸水，浸泡3～5分钟即可饮服。茶类是一年四季的必备，可以清凉润喉，决明子搭配绿茶具有清热平肝的作用，也可以降脂降压、润肠通便、明目益睛。

（2）降血脂，迈开腿必不可少

生命在于运动，减肥也在于运动，运动不仅是一种燃烧脂肪的方法，更是身体健康的保障。走路是一项较为轻松的运动，现在有了各种各样的计步软件后，很多人都会关注自己每天的步数。走路可促进食物的消化，燃烧脂肪，消耗能量，有助于降血脂。另外，运动要选对时间，过早或过晚都是不可取的，晚上运动不可过于剧烈，可选择做瑜伽等柔软的运动，不仅可以减肥，还可以提高睡眠质量。任何运动都有自己的优点及缺点，适合自己的即是最好的。年轻人应选择活力四射的运动，如跳绳、骑单车等；老年人应选择舒缓的运动，如打太极拳、散步等。对于正在减脂的人来说，游泳是一个不错的选择。

（3）按摩降血脂

按摩应以足太阴脾经、足阳明胃经穴及背俞穴为重点。按摩穴位时用力应适中，可通过向不同方向的旋转揉动对每个穴位进行按压刺激，当穴位处有酸胀感时，证明效果已达到最佳。

①按压足三里穴：足三里穴在外膝眼下 3 寸，胫骨外侧约一横指处。用拇指按压两侧足三里穴，每侧 3 ～ 5 分钟，不可用力过大，以稍有酸胀感为准。

②点按内关穴：内关穴位于前臂掌侧，在近手腕的横纹中央往上约三指宽的中央位置。可采用拇指点按的方式进行刺激，每侧按 3 ～ 5 分钟。

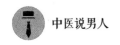

第五节　男人与高血糖

作为"三高"之一，高血糖可谓"威震四方"。什么是高血糖？高血糖有哪些危害？如何尽早发现血糖异常？饮食方面应该注意些什么？让我们带着这些疑问一起来了解一下高血糖。

1. 什么是高血糖

到医院测血糖时，很多医生都会要求测多次血糖，因为血糖值在一天中是不断变化的，正常的空腹血糖在 6.1mmol/L 以下，餐后 2 小时的血糖正常值在 7.8mmol/L 以下，高出正常值的就可以称为高血糖。糖尿病就是以慢性高血糖为特征的常见疾病。高血糖除了与糖尿病家族史有关，还与饮食习惯等密不可分。

2. 高血糖的危害

高血糖与男性健康还有一层密切的关系。一位 36 岁的男性患者，近来感觉自己性功能有异常，常常不能勃起。当问到近段时间体重是否有变化时，男子说近两个月体重减轻了 5 千克。医生当即开了一张检验血糖的单子，结果出来后，果真血糖高于正常值。男性勃起障碍确实与高血糖引起的神经损伤有一定的关系，因此当男性发现自己有性功能障碍，身体又出现消瘦时，要考虑高血糖的可能，应及时到医院就诊，以防延误病情。

血糖出现升高后，如果不及时采取有效措施，就会发展为糖尿病，会对人们的血管及神经等造成损坏，继而引发一系列相关的疾病。相关研究显示，糖尿病的患病人群已趋于年轻化，因此年轻人也应注意自己血糖的变化，定期体检。在生活中，保持积极的心态、健康生活方式、良好的饮食习惯有助于预防血糖升高。

3. 关注身体变化，尽早发现血糖异常

想要尽早发现血糖异常，一定要注意自己身体的变化。"三多一少"是糖尿病的典型症状，即"多饮、多尿、多食、体重减轻"，在生活中喝水逐渐变多，尿量也相对增加，饭量也在不断增大，可是体重却在逐渐减轻。当然，也有少部分人的体重不会减轻，反而会逐渐增加，这是个体差异所致。比较遗憾的是，很多人在糖尿病早期没能及时发现，主要是因为人们对糖尿病知识的了解比较少，对身体表现出的"三多一少"症状没有及时关注。除了"三多一少"的症状，还有一个很明显的表现就是身体乏力，常常感到疲惫，这是因为身体内胰岛素含量降低，阻碍了人体对于葡萄糖的吸收，而葡萄糖又是人体主要的能量供给来源，因此会因为缺乏能量而导致疲惫乏力的出现。

4. 血糖如何"吃下去"

糖尿病常常被称为"富贵病"，因为它常常与整天吃大鱼大肉有关。因此，想要预防高血糖，控制饮食是非常重要的。那么应该怎样吃最科学呢？要合理配餐，膳食平衡不仅可以帮助人体补充每日所需的营养，还可以促使人们养成良好的饮食习惯。一般情况下成人每天的主食摄入量不超过 300 克，血糖升高的人群应根据个体情况进行调整。要注意搭配膳食纤维含量较丰富的蔬菜水果，保证营养均衡。要限制脂肪含量较高食物的摄入，奶油更是禁忌品。另外，高血糖者应限制糖分的摄入。

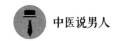
下面为大家介绍几个降糖食疗方。

（1）消渴速溶饮

材料：鲜冬瓜皮、西瓜皮各 1000 克，白糖适量。

做法：将瓜皮切薄片后放锅内，加水适量煮 1 小时，捞去渣再以小火继续煎煮使汤液浓缩，至稠黏停火即可。每次取 10 克，以沸水冲化，频饮代茶。

功效：利尿渗湿，降脂化浊。

（2）生津茶

材料：青果 5 个，石斛、甘菊、竹茹、麦冬、桑叶各 6 克，鲜藕 10 片，黄梨 2 个，荸荠 5 个，鲜芦根 2 支。

做法：每日 1 剂，水煎代茶饮。

功效：养阴清热，利咽，生津润肺。

（3）芹菜粥

材料：芹菜 60 克，大米、小米各 30 克。

做法：将芹菜洗净，切成约 2 厘米的芹菜段，大米、小米淘净。将芹菜、大米、小米放入锅内，加清水适量，用武火烧沸后，转用文火炖至米烂成粥，再加入味精、食盐调味，搅匀即成。

功效：平肝清热，止咳，健胃，降压降脂。

第六节　男人与记忆力减退

在热播的一档综艺节目《最强大脑》中，能看到许多记忆力非凡的人，他们似乎被赋予了多种"超能力"。记忆力是一种神奇又平凡的东西，如果没有了记忆力，人类对于世间万物的"感"与"控"就会失了灵气。可是随着年龄的不断增长，人的记忆力在不断减退，在生活学习中，也有很多错误习惯会加速记忆力的减退，因此人类需要通过一系列的干预来增强自己的记忆力。

1. 记忆力与肾

从中医学角度来分析，记忆力减退与肾虚有着较大的关系。中医学认为，髓、精、血与人的记忆力密切相关。肾藏精，精生髓，脑为髓海，《医碥》中谈道"在下为肾，在上为脑，虚则皆虚"，主要是指如果肾精充足，脑髓也会充盈，如果肾精亏虚，则会导致髓海不足。脑髓盈满，则精力充沛；脑髓空虚，可出现记忆减退。所以，记忆力减退与肾虚有关，这也是现代男性易发生记忆力减退的重要原因。无论是从生活工作的压力来讲，还是从男性的生活习惯来看，男性都容易出现肾虚。

记忆力减退虽然好像不会直接影响我们的身体健康，但是会给我们的生活带来诸多困扰。这边刚要做什么事，一扭头就忘记了；这边刚放了个东西，过一会儿就怎么也想不起来了。所以，一定要增强防治记忆力减退的意识。

通过改变生活习惯来预防记忆力减退，首先需保障睡眠充足。睡眠是

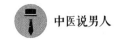

一个新旧更替的过程，也是人们恢复精力的重要方法。中医学认为，人类的生活起居应遵循自然流转的规律，日出而作，日落而息，这样才能补足精气神。其次要保持积极的状态，如果一个人出现消极焦虑的情绪，会降低大脑细胞的活跃度，从而影响记忆力。在生活中应注意保持积极的心态，学会调控自己的情绪，多进行自己感兴趣的活动，这样有助于大脑的开发。饮食也可影响脑力，可在饮食中加入益脑的食物，比如坚果类中的核桃就被誉为大脑的最佳补品，在家常便饭中可以加入土豆、鸡蛋等食物，每晚睡觉前可喝一杯牛奶，有助于保护大脑。另外，男性最应注意的就是戒烟戒酒。

2. 通过"刻意练习"来提升记忆力

（1）阅读练习

给自己定一个要求，每天读一篇文章，两天把这篇文章背诵下来，可以选择文言文等记忆难度较高的文章，通过对文章的朗读和记忆，可使大脑细胞处于活跃的状态，坚持练习有助于提高记忆力。

（2）思考练习

所谓"思考"，就是指使用大脑去对事物的逻辑进行分析并得出结果的过程，在这个过程中，大脑的活动可以促进记忆力的提升。每天可进行一些解谜类项目的锻炼，但不可用脑过度，在大量思考后要得到适当的休息。

3. 小穴位，好帮手

有两个穴位对提高记忆力、预防健忘有很大的帮助。

（1）百会穴

百会穴很好找，在两耳尖连线的中点处，也就是头部的最顶点。按摩这个穴位可预防健忘，缓解焦急情绪，减轻头晕头痛、失眠等症状，每次按摩3分钟即可。

（2）四神聪穴

四神聪，顾名思义，这个穴位有四处，按之可以提神，让人聪慧。四神聪穴距百会穴很近，在百会穴前后左右各 1 寸处，可调节大脑皮质功能，益智健脑，安神定志。按摩时把除小指外的四指按在四个穴位上，同时揉 3 分钟即可。

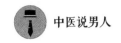

第七节　男人与颈椎病

颈椎病被称为"白领职业病"之一，从中医学角度来讲颈椎病属于一种痹证。

1. 为何男性易得颈椎病

小磊是一家公司的高管，每天从早上八点开始上班，常常要加班到晚上八九点。因为长时间坐在电脑前，他逐渐发现自己开始肩背酸痛。起初他并没有在意，但随着工作压力逐渐加大，颈椎不适也越来越严重。经过一段时间的理疗、推拿、针刺，症状有了明显好转。可是后来因为工作原因，小磊中断了治疗，几个月后颈椎的不适症状再次出现。

除了上面提到的长时间使用电脑，还有哪些是男性易得颈椎病的常见诱因？一是长时间开车。现代社会中，司机群体中男性较多，尤其是专职司机，而司机在驾驶的过程中不仅需要注意力高度集中，还需要颈部进行长时间的支撑，这也是诱发颈椎病的一大原因。二是保暖不到位。颈椎病的发生与风、寒、湿三种外邪侵入颈部有关，冬天天气寒冷，很多女性会戴上一个漂亮的围巾打扮自己，同时也给颈部带来了温暖。男性则不然，冬天对颈部一般没有过多的保暖措施，因此颈椎更易受到外邪的侵袭，从而大大影响了颈椎病的发病率。三是夏季空调温度过低。空调是夏季的必备品，但有些人没有正确使用空调，特别是在大汗淋漓的时候喜欢直接吹空调，一些人甚至喜欢将空调温度开至最低，长期如此，颈部会产生慢性炎症，从而诱发颈椎病。虽然夏季天气炎热，但空调的温度仍然不应低于26℃。

一般来说，当后颈出现痛感，特别是抬头时痛感减轻，但低头时痛感加重时，要高度警惕颈椎病的可能，出现手臂疼痛、麻木，以及无明显原因的胸闷、心悸时，更要及时到医院接受治疗。

2. 动一动，巧妙缓解颈椎不适

缓解颈椎不适，可用下面的方法进行锻炼。

（1）双手交替拍肩

手臂背向后方，向上努力拍肩，右手拍左肩，左手拍右肩，老年人也可手臂从前开始拍，每次100下，有利于促进颈部的血液循环。

（2）呼吸下蹲

下蹲时伴随进行深呼吸，深呼吸往往以腹式呼吸为主，即吸气时肚子鼓起，呼气时肚子瘪下。做蹲起时，双臂应抬起，与地面平行，每次做5个循环，锻炼颈肩部的肌肉。

做呼吸下蹲时要根据自己的情况量力而行，尤其是有些颈椎病患者本身伴有头晕等症状，更应减慢下蹲速度。

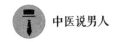

第八节　男人与腰椎病

男人是家庭的顶梁柱，而腰椎是男人的顶梁柱。腰椎病包括许多，比较常见的是腰肌劳损、腰椎间盘突出等。近年来，腰椎病的发病率在逐年增高，"积劳成疾"用来形容腰椎病的发展过程十分准确。我们在生活中无数次的"不在意"，无数次的"劳累"，经过一步一步的累积，最终演变成了疾病。

1. 腰椎病与肾

提起腰椎病，很多人都会将它与肾脏联系到一起，很多人觉得腰不好，就是肾不好。其实，这种说法有一定的道理。从中医学角度讲，"腰为肾之府"，腰部出现不适，与肾脏有一定的关系。医院门诊上经常会发现一些患有腰椎病的男性，性功能也有一定的减退。这是为什么呢？原因很简单，因为肾主生殖。现代研究发现，腰椎间盘突出后会压迫神经，其一，本身的物理压迫会引起炎症、水肿、充血等，进而导致早泄、阳痿等症状；其二，疾病本身所产生的腰腿痛会影响腰部运动，导致性生活受限。

2. 补肾强腰验方——牛膝地黄汤

组成：熟地黄 12 克，当归 12 克，牛膝 10 克，山茱萸 12 克，茯苓 12 克，续断 12 克，杜仲 10 克，白芍 10 克，青皮 5 克，五加皮 10 克，以水煎服，一日 1 剂。

功效：补肾强腰。本方需在医生的指导下服用。

3. 如何给腰椎"减负"

男人应当关注腰部健康，注意给腰椎"减负"。

（1）活动腰部

伸懒腰是对腰部非常好的锻炼。早晨起床，伸一个懒腰就可以唤醒腰椎。在伸懒腰的过程中，人会不自觉地将双手向头顶举高，这样可以使肋骨上提、胸腔扩大。伸懒腰时往往伴随深呼吸，可使膈肌活动加强，以牵动全身，使身体大部分肌肉收缩。扭腰是很常见的腰椎锻炼法，扭腰时注意双脚并拢，身体直立，可以将双臂上举，如果双手可以握住栏杆之类的东西最好，将身体随着双臂的上抬而逐渐拉直，慢慢扭动腰部，沿顺时针扭动10次，逆时针扭动10次，反复进行，每天练习即可。但是，扭腰的幅度要以身体能接受的限度为准，不可盲目大角度扭动。

（2）倒走

以倒退的方式行走，就像自备了腰椎保护带一样，可以增强大腿后肌群和腰背部肌群的力量，也可以使腰部韧带的弹性增强。长期坚持每天倒走30分钟，腰部的疼痛感就会有明显的减轻。

（3）游泳

游泳可以有效锻炼全身的肌肉群。腰椎病患者可以尝试蛙泳运动，因为蛙泳主要靠腰腹及腿部发力，同时换气用力，肩背部的肌肉也可得到锻炼。

（4）穴位按摩

可用拇指对肾俞穴、环跳穴、委中穴和承山穴进行点按刺激，每个穴位约点按20秒即可。

（5）减肥

肥胖人群身体的重心更加前倾，在无形之中增加了腰椎的负担。另外腰椎被脂肪包围会得不到有效的锻炼。

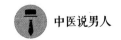

（6）不可盲目锻炼

一些健身机构打着通过专业的教练辅导可治疗腰椎病的旗号招收学员，这是一种不负责任的宣传。患有腰椎病的人不要盲目地健身，如果动作不当反而会加重腰椎的问题，一定要在专业医生的指导下进行相应的正确的锻炼。

第九节　男人与"鼠标手"

"鼠标手"，在医学上叫作腕管综合征，主要是由于腕管内压力升高导致正中神经受卡压，造成手指麻木或出现功能障碍。近年来，"鼠标手"的发病率逐年升高，电脑的使用无疑是"鼠标手"高发的诱因之一，人们在操作电脑的过程中如果长期姿势不正确，就会使腕管受压，因此"鼠标手"的高发人群为现代白领。对于男人来说，当你认真又紧张地完成了工作，本该是一件幸福的事情，可如果遇上"鼠标手"，那就有点麻烦了。小张是办公室的一位"码农"，由于专业技术过硬，颇受领导器重，单位的同事也都对小张高看一眼。可是，因为每天工作都要与电脑打交道，久而久之，小张被查出患了"鼠标手"。手指麻木让他无法控制小小的鼠标，不得不放下手中繁忙的工作到医院接受治疗。其实，我们工作是为了更好地生活，所以在工作中要注意好好照顾自己的身体。

1."鼠标手"的信号

每天面对电脑，我们是不是也已经患上了"鼠标手"，只不过症状还不明显？我们应如何察觉"鼠标手"的到来呢？"鼠标手"可能会发出的信号有哪些？

手部经常有酸痛感，以手指和手腕为主，偶尔还会有僵硬的感觉是"鼠标手"的常见信号。手部若隐若现的麻木感在我们努力工作、注意力高度集中时一般很难察觉到，可一旦停下手中的工作，麻木感就会加剧，较严重的人还会伴随刺痛感。手部活动受限，手指的协调能力会相对下降，

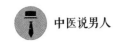

在做伸指、握拳等动作时会有紧绷感，甚至无法完成动作。当"鼠标手"的症状比较严重时，就会牵连上肢，手臂会出现明显的酸痛，可谓是牵一指而动全臂。

2. 预防"鼠标手"，电脑使用有妙招

（1）电脑摆放有学问

电脑的摆放很大程度上决定了我们的坐姿，坐姿如果不正确，很容易诱发疾病。鼠标与键盘应摆放在合适的位置，使手臂及手掌可以放在舒适的位置上，电脑屏幕的摆放以能平视屏幕中央为准。键盘应摆正，以固定在身体的正前方最为合适，这样既不会使双手受力不均衡，也不会加重手部的负担。

（2）正确的坐姿

使用电脑时应将腰背挺直，颈部不可后仰或者前倾，上臂和前身夹角保持45°，使用鼠标时应避免将手臂悬在半空中，手腕部要有支撑物，在操作鼠标的过程中不要用手腕部发力，应以手臂发力为主，这样不仅可以省力，还能减少由于手腕过劳而产生的多种隐患。

（3）购买合适的鼠标垫

在购买鼠标垫时，可以购买配套的鼠标腕垫，让手腕与手臂处在平衡的位置，增加手臂发力、减少手腕的压迫。

3. 预防"鼠标手"，锻炼不可少

在几十年前电脑还没有普及的时候，人人都渴望有一台自己的电脑，很多人梦想长大后能有一份与电脑相关的工作。现在，很多人的梦想已经实现了，大多数都市人的工作长期与电脑为伴。但是，电脑在带给我们便利的同时也增添了新的问题，比如"鼠标手"的出现。在合理使用电脑的基础上，通过简单的腕部小动作来进行锻炼，对"鼠标手"有很好的预防

作用。

（1）手部全动操

第一步，右手放在左手四指（除拇指）下方，向上推四指，推到可承受的范围为止，然后右手用同样的方法推左手四指，相互交替，10次为一个循环。

第二步，以手腕部为活动中心，左右甩动，10次为一个循环。

第三步，舒展五指，双手呈握拳姿势，然后用力张开五指，再用力的回归到握拳姿势，10次为一个循环。

（2）按摩

用一只手的食指和拇指按揉另一手的手指，从拇指开始，每指按揉10秒，用食指和中指按摩手腕部，以点按的方式为主，每个手腕按摩3分钟。

（3）搓手

手掌相互摩擦，以手心微热为宜。这个动作可以加快手部的血液循环。

（4）"握水瓶练习"

有一个简单有趣而且实用的方法，就是"握水瓶练习"。找一个装有水的矿泉水瓶子，手掌向上握住水瓶，上下做抬起、下垂的运动，30次为一个循环，然后手掌向下，重复之前的动作，双手交替进行。

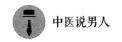
第十节　男人与肩周炎

肩关节周围炎，简称肩周炎，是一种常见病。它还有一个形象的名字——五十肩，意在说明肩周炎很喜欢找上五十岁左右的人。不过，现代肩周炎的发病率在逐渐提高，发病人群也在逐渐年轻化。

在中医学看来，肩周炎可属"痹证"等范畴，它的主要病因是气血不足，筋失所养，风寒湿邪侵入人体，致肩部筋脉气血阻滞。临床表现以肩部疼痛、肩关节活动受限为主，早期一般表现为肩关节周围肿胀、疼痛，夜晚、气候变冷、局部受寒时加重，影响正常睡眠，后期可发展至肩关节活动受限、肩部肌肉萎缩，会出现不能梳头，甚至出现不能完成刷牙洗脸等日常活动的情况。

1. 预防肩周炎，可以做这些

男性患肩周炎的主要原因有不注意颈肩部保暖、长期伏案工作、长时间开车等。那么男性该怎样调节、预防肩周炎呢？

（1）生活起居调养

从中医角度来解决问题，气血不足则补气血，夜卧则血归于肝，保证睡眠充足，不熬夜，是恢复气血的第一步。防寒入侵抗风寒，注意保暖是关键。冬季要戴围巾或者穿高领的服装，这样可以有效保护肩颈部。夏天虽然气温较高，但是不要经常吃冷饮、吹空调，夜晚睡觉时应盖上夏凉被，以免受凉。

（2）运动调养

通过运动可有效缓解肩周炎。

①瑜伽：瑜伽是一种柔和的运动方法，它将运动与呼吸融为一体，在无声无息之间强健体魄。瑜伽中有一式叫作"牛面式"，自体侧抬起左臂，曲左肘，使左手指尖向下，翻转右臂，曲右肘，右手手指沿着脊柱向上推送，直至双手可以在肩胛间十指相扣，此时要保持背部挺直，不要向前低头，始终保持挺拔的状态，在练习过程中配合深长的呼吸。

②肩部运动操：肩部运动操是由多个肩部小动作组成的全方位锻炼运动操。

第一步，两手平伸，手心向上，然后两手向头顶拍掌，10 次为一组。

第二步，两手十指交叉相握，置于颈后，尽量将肘向后引，反复进行。

第三步，面向墙，用双手逐渐向上摸。

第四步，桌旁站立，两足呈弓步，右手收于桌上，左手掌按右肩，右脚在前，左脚在后伸直，利用身体向下向后摆动，先下压右肩，然后反过来将左手收于桌上，右手掌按左肩，下压左肩，交替进行。

第五步，双手交叉，用力向上伸，伸到最高处后略向后压，10 次为一组。

第六步，双腿伸直，两手臂先向上伸直，然后由腰部带动手臂向下，尽量用手指去触碰地面。

（3）按摩肩部肌肉

拿捏手臂是一种较为简单的按摩法，取坐位，以左手捏拿右手手臂，从肩到手腕，再由手腕到肩，反复捏拿 5 ～ 10 遍，然后换手，拿捏另一侧手臂。

2. 缓解肩周炎症状的小妙招

民间也有一些减轻肩周炎症状的方法，是人们在多年的生活实践中总

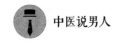

结出来的，具有一定的缓解作用。

（1）吹风机保养法

如果患了肩周炎，可将酒精涂在肩膀上，然后将吹风机调至热风挡将其吹干。

（2）姜葱泥热敷法

用老姜、葱白各250～400克，捣烂成泥状，用小火炒热后加白酒再炒片刻，睡前趁热敷在疼痛处，热度以可耐受的程度为限，注意不要灼烧皮肤，用毛巾或布条包住，晨起揭掉即可。

3. 肩痛不一定就是肩周炎

肩周炎发展到后期对人们日常生活的影响较大，因此在疾病前期就应该积极治疗。但是，当出现肩部疼痛的时候，不可单纯地认为自己一定是得了肩周炎，因为心绞痛发作时会引起肩部的放射性疼痛，颈椎病、胆道疾病等也会引起肩部的牵涉痛。因此，当出现肩痛不能缓解时，要到医院就诊并接受相应的治疗。

第十一节 男人与多汗

男人普遍比女人爱出汗，西方有句谚语叫"男人出汗，女人脸红"，主要指在同样的体力劳动下，男人出汗，而女人只是脸红发热而已。

汗液是人体在一些触发因素的作用下通过毛孔排出的液体。夏季天气炎热或剧烈运动后出汗是一种正常的生理现象，不过如果是在非正常触发因素的作用下出汗，比如夜晚睡觉时大汗淋漓、手脚心持续出汗等，这时就需要注意了。汗液从中医学角度来说是一种宝贵的物质，自古有"中医观汗知病"的说法。中医学认为，汗为津液所化生，即在体内为津液，外泄于肌表则为汗液。

"阴虚多盗汗，气虚多自汗"。汗液的多少、排出的时间等都是人体健康状况的外在表现，通过对汗液进行观察分析，可以很好地判断一个人的健康状况。

1. 半夜出汗需警惕

在夜间睡觉时流汗不止，这是典型的"盗汗"。盗汗在《黄帝内经》中又称"寝汗"，入睡后汗出，醒后则汗止。这里的"盗"字用得非常形象贴切，就好比是小偷趁人睡着时潜入家中偷盗一样。中医学认为，盗汗主要是由肾阴虚造成的，《医宗必读》云："肾阴衰不能内营而退藏，则内伤而盗汗。"大部分人有盗汗的情况时，还会伴随口干舌燥、失眠等症状，这时应当开始注意调理身体。可适当多食用滋阴除燥的食物，如雪梨、麦冬、蜂蜜等。

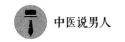

（1）盗汗验方——六黄汤

组成：当归 10 克，生地黄 20 克，熟地黄 20 克，黄连 3 克，黄柏 10 克，乌梅 10 克，五味子 10 克，龙骨 30 克（先煎），牡蛎 30 克（先煎），以水煎服，一日 1 剂，可分早晚 2 次服用。

功效：本方有补血益气的功效，对盗汗有较好的治疗效果，需在专业医生的指导下加减使用。

（2）盗汗食疗方——雪梨百合粥

材料：大米 50 克，雪梨 1 个，新鲜百合 20 克，老冰糖一小块。

做法：将大米洗净，雪梨去皮切块，一起放入锅中，加适量水；将百合瓣开，洗净，和一小块老冰糖一同放进锅里，小火熬煮 60 分钟，即可出锅食用。

功效：滋肾阴，对肾阴虚导致的盗汗有一定的效果。

2. 不分季节出汗需留意

很多人常常稍一活动就出汗，不分春夏秋冬，也有人不活动时也会出汗，活动后出汗更多，这在中医学中被称为"自汗"，常见于气虚体弱的人群。自汗大多是由气虚引起的，过度劳累、心情压抑都可造成气虚。

（1）气虚自汗，补气是关键

在生活中，男性要学会减轻自己的工作、生活压力，保持愉悦的心情，适当地进行体育锻炼，这些都是防止气虚的基础。

（2）自汗食疗方——枣豆黄芪煎

材料：黑豆 25 克，红枣 10 枚，黄芪 15 克。

做法：将黑豆、红枣、黄芪清洗干净后一同放入锅中，加两碗水，大火烧开后换成小火，煎 20 分钟；将煎好的药汁倒出来后用同样的方法再煎一次，将两次煎好的药汁混在一起，每天早晚各服用一半即可。

功效：益气敛汗。

3. 多汗与疾病的关系

需要特别提醒的是，多汗与多种疾病有关联。例如，当人出现低血糖时，往往会伴随全身出冷汗的症状，对于甲状腺功能亢进的患者，多汗就是其主要特征之一，当糖尿病患者合并神经病变时，会有异常汗出的现象。因此，当出现长时间的异常汗出情况时，也要及时到医院就诊，否则容易延误病情。如果只是单纯的体质因素导致的多汗，要根据医生的建议和指导，认真进行调理。

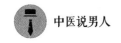

第十二节　男人与骨质疏松症

骨质疏松症又被人们称为"沉默病"，因为它常常在不知不觉中找上门来。女性在绝经后容易患上骨质疏松症，虽然男性患骨质疏松症的概率低于女性，但也正因如此，男性容易忽视自己的身体，已经患上骨质疏松症却全然不知。

1. 男人为何会得骨质疏松症

其一，男性经常吸烟喝酒，可导致骨密度降低，从而引发骨质疏松；其二，男人一般在 30 岁以后骨密度就会开始逐步下降，如果不注意补钙，缺乏运动，就容易患上骨质疏松症；其三，有家族遗传史，或者长期服用糖皮质激素等药物，也是导致骨质疏松症的重要诱因。

2. 骨质疏松很严重吗

骨质疏松虽然其本身只是骨密度下降，但是其并发症常常会比较危险，最严重的危害就是发生骨折。有一位 76 岁的老年男性，虽然年事已高，但是心肺功能没有一点问题，血压、血糖、血脂等指标均正常。一天，这位老人早起端了一盆洗脸水后总感觉腰痛，到医院检查后被确诊为压缩性骨折，骨密度检查提示老人的骨质疏松已经非常严重了，后来因为长时间卧床，老人极度烦躁，生活质量明显下降。因此，男性应积极地预防这个"沉默杀手"。

3. 预防骨质疏松要注意

定期检查非常必要。由于骨质疏松容易被忽视，而骨密度随着年龄的增长在不断地下降，因此应定期接受骨密度检查。很多男性不愿意主动进行检查，往往都是因为出现骨折等到医院治疗时才检查出来。因此想要预防骨质疏松，定期检查十分必要。

注意补钙。一般情况下，男性每日应摄入 800 ～ 1200 毫克的钙，而人体常常在 30 岁之后对钙的吸收能力会减弱，因此要注意补钙，以使骨骼保持年轻。在补钙的同时要注意补充维生素 D，维生素 D 能促进钙质吸收，提高效率。日常生活中可适当多吃一些钙及维生素含量高的食物，如牛奶、鱼类等。另外，有一个很简单的促进钙吸收的方法就是晒太阳，因此进行室外活动必不可少。

注意戒烟戒酒。骨质的流失往往与吸烟喝酒成正比，因此戒烟戒酒可大大降低骨质疏松症的发病率。

4. 骨质疏松的中医疗法

（1）骨质疏松食疗方——猪骨汤

材料：猪骨 250 克，大葱 1 根，生姜 3 片。

做法：将猪骨放入温热水中逐根洗净，尤其是骨缝里的血沫、杂质，将骨劈断，放入锅中；大葱切段，将葱、姜放入锅中后加入冷水，大火烧开，撇去浮沫，加入适量醋，转小火慢慢加温炖；再次撇去浮沫，然后转小火，加入适量料酒，继续炖 2 ～ 3 小时，出锅前加入适量盐即可食用。

功效：壮腰膝，补虚弱。从营养获取角度来看，水烧开后加入适量醋，能使猪骨里的磷、钙等成分更好地溶解到汤内。注意不要过早放盐，因为盐会使肉中的水分流出，加快蛋白质的凝固，影响汤的鲜美。

（2）骨质疏松验方——当归黄芪饮

肾主骨，生髓，骨质疏松多与肾虚有关，可通过中医药来治疗。

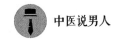

组成：山药 15 克，山茱萸 15 克，杜仲 10 克，熟地黄 15 克，菟丝子 12 克，制附子 12 克，当归 12 克，黄芪 30 克，鸡血藤 30 克，淫羊藿 10 克，甘草 9 克，以水煎服，一日 1 剂。

功效：补肾生髓。需在医生的指导下使用。

5. 患上了骨质疏松症还可以运动吗

很多人觉得患骨质疏松症后完全不能运动，否则易造成骨折，其实适量的运动是有助于减慢骨质疏松进程的。对骨骼健康效果较佳的运动有远足、跳舞、慢跑等，但老年人在选择运动时应以身体可耐受的限度为准，如散步、打太极拳等。运动时间在早上 9～11 点和下午 2～5 点较为适宜。

第二章
男人要会活

第一节　男人与烟

有人说，香烟是男人的象征；有人说，男人开心的时候会吸烟，失意的时候也会吸烟，愤怒的时候通过吸烟来让自己平静，迷茫的时候用一根香烟给自己一段思考的时间；有人说，香烟是自己的心理依靠和精神安慰。但是，任凭人们找寻何种理由，吸烟对人体有很大的伤害这一点是不争的事实，就连烟盒上都印有"吸烟有害健康"的字样。那么，吸烟的危害在哪里呢？

1. 吸烟最伤肺

吸烟的人常常会说"饭后一支烟，赛过活神仙"。其实，人在吃饭之后，胃肠蠕动加强，血液循环加快，烟雾中的有毒物质更容易趁机进入人体。流行病学调查表明，吸烟是肺癌的重要致病因素之一，吸烟是慢性支气管炎、肺气肿和慢性阻塞性肺疾病的主要诱因之一，长期吸烟可使支气管黏膜的纤毛受损、变短，从而影响纤毛的清除功能。我们来看看长期吸烟者的肺部，从肺的大体标本来看，吸烟者的肺呈黑色，而正常情况下肺为鲜红色，相信大多数人对这种颜色的悬殊不会感到太意外。经常吸烟对肺的通气功能也有影响，烟雾中含有的一氧化碳、尼古丁等物质严重影响肺部功能。俗话说，人活一口气，如果体内没有足够的氧气运行，那么身体的各个器官都容易出现问题。健康的肺给人以勃勃生机，而吸烟者的肺则让人奄奄一息。

中医学称肺为"华盖"，肺的位置在各脏之上，它抵御着外邪，保护着

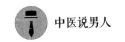

体内其他的脏腑。清代名医大家叶天士在《临证指南医案》一书中明确提到"肺位最高，邪必先伤"。肺为清虚之脏，清轻肃静，不容纤芥，不耐邪气之侵，因此要想保护好其他脏腑，首先要保护好肺脏。对于烟民来说，尽快戒烟，养好肺脏才是让自己健康的首选。

2. 吸烟者应怎样养肺

（1）戒烟

吸烟除了前面提到的对肺有影响，还会使心跳加快、血压升高，加重动脉粥样硬化。另外，在吸烟的过程中，一定量的烟雾会进入人体的消化道，对消化系统也有较大的影响。对于男性来讲，吸烟还会引起阳痿，吸烟越多，男性在性生活中出现性功能减退的风险也就越大。吸烟的危害数不胜数，因而很多人将吸烟称为"慢性自杀"。吸烟不仅会影响到自己，对身边的人也会造成伤害，"二手烟"的伤害甚至超过"一手烟"，因此对于吸烟的男性同胞来讲，戒烟要趁早。

那么可以怎样戒烟呢？首先将自己家中的香烟及烟灰缸等一切与烟有关的东西全部清除，然后给自己制定一个详细的戒烟计划，比如从坚持 1 天不抽烟到坚持 10 天，从坚持 10 天到坚持 1 个月，从 1 个月再到完全戒烟。在自己的戒烟计划中，可以寻找一位监督人，通过旁人的监督来克制自己吸烟的冲动。

（2）情志养肺

中医学认为，肺在志为悲，长期忧愁容易导致情志郁闷，精神不振，以至于肺气不利，从而诱发疾病。悲伤肺，情绪对肺脏的影响不容小觑，《红楼梦》中终日掩面哭泣的林黛玉就是死于肺病。男性在生活中，无论工作、生活压力有多大，都要学会管理自己的情绪。可以尝试丰富自己的生活，培养更多的兴趣。在压力比较大的时候，不要选择通过吸烟的方式来减压，要学会转移自己的注意力，更好地疏导情绪。

（3）呼吸养肺

养生就要养气，肺主气，司呼吸，只有肺气足，才能更好地完成呼吸运动，才可在这一呼一吸之间，悄悄地为生命注入活力。最好的养肺呼吸方式就是"腹式呼吸"，也就是古人们常说的"龟息"。腹式呼吸可保证人体吸入足量的空气，可使血液循环加速，提高氧气的利用和循环，还可增加肺泡通气量，改善体内气体分布情况。

腹式呼吸方法如下：第一步，吸气时腹部慢慢鼓起，用鼻吸气，越慢越好，全身要放松；第二步，呼气时最大限度地向内收缩腹部，胸部保持不动，把气流从嘴里长长地呼出来；第三步，控制好呼吸的时间，一呼一吸最好掌握在 10 ～ 15 秒，吸气时间控制在 4 ～ 6 秒，体质好的人群可以屏息 2 ～ 3 秒，呼气时间控制在 4 ～ 6 秒。

（4）运动养肺

生命的本质就在于不断的运动，在运动中可不知不觉地调养脏腑。适当运动锻炼，可以提高免疫力，增强肺功能，但是运动不可过于剧烈，以免适得其反。吸烟者在戒烟过程中可以选择运动量较小的方式，如慢跑、打太极拳、散步等。上午 7 ～ 9 点是比较合适的时间。

（5）生活养肺

在生活中，有很多悄无声息的养肺方式，比如开口大笑、唱歌等，就是既便宜又有效的养肺方式。人在大笑或唱歌时会不自觉地进行深呼吸，有助于清理呼吸道，使呼吸通畅，还能提高肺活量，改善肺功能。按摩鼻部也是一种养肺方式，肺开窍于鼻，鼻子是呼吸系统的第一道关卡，保护鼻部也是保护肺脏的重要任务，按摩鼻子不仅可以预防鼻炎，还可促进鼻部血液循环，增强抵抗力，预防感冒等多种疾病。

（6）饮食养肺

"民以食为天"，边吃边养肺可谓最划算。多吃蔬菜水果可以促进体内尼古丁的排出。养肺的食物以白色为主，比如雪梨、百合等，既可以润肺，又可以解馋，相信很多人都喜欢这种饮食疗养。

①冬瓜虾米汤：都说冬瓜全身是宝，它的种子和皮都可入药。冬瓜中含维生素 C，以及丰富的蛋白质、糖类、矿物质等营养成分，具有利水、润肺的作用。

材料：冬瓜 500 克，鸡蛋 2 个，木耳 30 克，虾米 2 匙，香菜、葱、蒜适量。

做法：冬瓜去皮去瓤切薄片，虾米泡发，鸡蛋打散；木耳泡发撕成朵状，葱切圈，蒜切片，香菜切段；锅中热油放八角，加入葱、蒜爆香；倒入冬瓜片翻炒一会儿后，下虾米略炒；加入足量水烧开，放木耳大火煮开，加盐、鸡精调味；倒入打散的蛋液煮至熟，撒入香菜段，滴几滴香油后出锅即成。

②蜜汁山药：山药入脾、肺、肾经，具有生津益肺、健脾益胃的功效。

材料：山药 300 克，冰糖、蜂蜜、枸杞子适量。

做法：用温水泡好枸杞子备用；将山药洗净去皮，切成两寸长、三分厚的条，入开水锅焯 1 分钟左右，捞出后整齐地放在盘中，并将泡好的枸杞子均匀地撒在山药上；炒锅中加水，放入冰糖，小火烧之使冰糖完全溶化，然后倒入蜂蜜，熬至开锅冒泡即可出锅；出锅后将蜂蜜均匀地浇在山药上即可。

第二节　男人与酒

男人与酒的渊源要从很久很久之前说起。曹操煮酒论英雄，李白斗酒诗百篇……在很多人眼里，一杯酒就是一生的朋友。在古代，有许多关于酒的诗句，"举杯邀明月，对影成三人""劝君更进一杯酒，西出阳关无故人"。酒，似乎是男人与男人之间的理解，是男人情怀的寄托，也是一种美妙的享受。现在，交通及通讯越来越便捷，约饭变得简单，一部分酒局已经变了味道，喝酒似乎大多出现在应酬上，男人们为了工作应酬，不得不喝酒。有人说，酒是男人的岁月，是男人的知己，可是在现代社会中，酒也可以说是男人健康的潜在杀手。

1. 过度饮酒的危害

过量饮酒，血液中睾酮的数量会随之减少，因此喝酒会影响精子质量，对于需要备孕的男士来讲，最好三个月内不喝酒。过量饮酒对心血管也有很大的伤害，大量饮酒后可使心率加快，外周血管扩张，容易造成心律失常，有心血管疾病的患者，大量饮酒后会增加猝死的风险。饮酒还会造成胃溃疡、胃出血等疾病，因为酒精能使胃黏膜分泌过量的胃酸，大量饮酒后，胃黏膜上皮细胞受损，易发生出血。当然，饮酒伤害最大的就是肝脏了，酒精需要通过肝脏来进行代谢，时间久了容易造成酒精性肝损伤。

2. 如何减轻饮酒的危害

酒精需要肝脏来代谢，肝脏是人体的解毒神器，中医学将肝称为"将

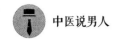

军之官"，将军自然对人体起到强大的保护作用，想要保护肝脏，必须要戒酒，至少应限制饮酒。如果在不得已必须饮酒的情况下，如何饮酒才能尽可能减轻对身体的危害？一是把握饮酒的时间，在一天中，清晨和上午不可以喝酒，因为这时候胃中可分解酒精的酶浓度较低，酒精更容易被身体吸收；二是掌握喝酒的量，肝脏的解毒能力是有限的，每次饮酒的量要控制在肝脏解毒的范围之内，一般来说每天摄入的酒精含量应掌握在50克以内；三是喝酒需要配菜，在饮酒时搭配上合适的菜品可有效稀释酒精的浓度，最佳的配菜是蔬菜、鱼类等，熏肉、腊肠等不可作为下酒菜；四是合理选择酒的种类，必须饮酒时尽量选择果酒，如红葡萄酒等。

3. 如何正确地养肝护肝

（1）心情好则肝脏好

中医学认为怒伤肝，发怒时容易面红耳赤、头晕、头痛，这就是肝火上扰神窍的表现，肝火旺则会表现为性情暴躁、爱发脾气。在生活中应学会合理地发泄情绪，有的人喜欢通过运动来发泄，有的人喜欢通过与人交流来发泄，饮酒虽然常常被认为是发泄情绪的一种方法，但却并不可取。使用合理的方法来发泄自己的情绪，只有心情好，肝脏才会好。

（2）睡眠好则肝脏好

中医学认为凌晨1～3点是肝经当令的时间，是蓄养肝血的最佳时机，如果此时不睡觉，就会导致肝气耗损。当人们处于睡眠状态时，进入肝脏的血液大增，这时的肝脏细胞处于不断的自我修复中，可以增强肝脏的解毒能力。

4. 养肝护肝的食物有哪些

各种养肝的食物也在日常养生中扮演着重要的角色。中医学认为青色入肝，青色的食物不仅有益于肝的疏泄畅达，以令气血调和，还有益于消除疲劳，疏解肝郁，清肝明目。西蓝花、苦瓜、菠菜等食物是不错的选择。

（1）清炒西蓝花

西蓝花可强肝护体。西蓝花含有丰富的营养物质，有助于肝脏对毒素和致癌物质的化解，是养肝护肝的食物之一。

材料：西蓝花 1 个，胡萝卜 1 根。

做法：将西蓝花的根切掉，然后用手掰成小朵，清洗干净；胡萝卜洗净后切片备用；置锅于火上，烧水，水开加入适量盐，倒入西蓝花过一下水，1 分钟左右即可捞出，然后将切好的胡萝卜也过一下水，捞出备用；另置一锅放油，油热后倒入西蓝花和胡萝卜，大火翻炒 2 分钟，加少许盐、鸡精调味，翻炒均匀后起锅即成。

（2）苦瓜排骨汤

苦瓜，有人称之为"瓜中之王"，因为它含有粗纤维、胡萝卜素、苦瓜苷、磷、铁和多种矿物质、氨基酸等营养物质，苦瓜中蛋白质、脂肪、糖类的含量在瓜类蔬菜中较高，可解热除烦。

材料：苦瓜 200 克，排骨 400 克，生姜适量。

做法：将排骨剁成块，放在大碗中，加入适量的生抽、盐、糖、胡椒粉、料酒，抓腌至起胶，再加入 1 汤匙水，手抓至水被完全吸收，加玉米淀粉 1/2 茶匙，抓匀；锅置火上放冷水，加入三四片切好的姜片，再立即放入排骨焯水，等到水烧开，骨肉里的血水渗出，浮沫泛到水面，用勺把浮沫撇出，滚 3～5 分钟即可将排骨捞出，用热水洗去浮沫，可起到清洁的作用；起炒锅于另一灶上，加水烧开，将洗净的排骨放入炒锅，盖上盖子慢火煲，与此同时处理苦瓜，把苦瓜切成块备用；待排骨煮至较软时，倒入苦瓜，撒少许胡椒粉（去腥味），盖上锅盖，慢火煮至苦瓜和排骨酥软，再加入适量的食盐即可起锅。

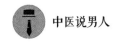

第三节　男人与三餐

最好的养胃方法就是"一日三餐"，好好吃饭。很多男性对于饮食的要求较低，又由于工作较忙，常常不吃早餐，如果下班晚，晚餐也会相应地吃得比较晚，这对于健康是极其不利的。久而久之，胃腑就会受到伤害，诱发多种疾病。

1. 一日三餐怎样吃更合理

早餐在7点前后吃最为合适。早餐应吃好，要为一天注入新的活力，因此建议早餐可以搭配一些高蛋白的食物，比如一个鸡蛋、一杯牛奶、一块面包，就是不错的早餐组合。中午12点前后是吃午餐的时间，这个时候胃肠道的消化功能十分活跃，因此午餐要吃饱，这样才可以满足下午工作的能量需要，北方人喜欢吃的面条、南方人喜欢吃的米饭就是不错的选择。晚上6点前后吃晚餐，晚餐不可吃得过饱，因为晚上人体的消化功能逐渐减弱，晚餐吃得过饱会加重胃肠道的负担，晚上也不宜吃太多的主食，应以瓜果蔬菜为主。晚上一般不要加餐，因为晚上是胃腑功能在一天中较弱的时候，如果晚上加一顿夜宵，胃可能会不堪重负。一日三餐要注意合理搭配，这样才能保证每日蛋白质、维生素、膳食纤维等多种营养物质的均衡摄入。

还有一点要特别提醒大家注意，一日三餐应符合饮食规律，不可随意减餐。俗话说"人是铁，饭是钢，一顿不吃饿得慌"，每一顿饭我们都要认真对待。

2. 生活中的饮食禁忌

我们的每一个脏腑都需要被善待，那么男性在生活中应该注意哪些饮食禁忌呢？

（1）一忌狼吞虎咽

如果狼吞虎咽，食物会以粗糙的形态进入消化道，这样就会增加胃的负担，使停留时间延长，可致胃黏膜损伤。细嚼慢咽可将食物磨成小碎块，并与唾液充分混合，有利于胃进行消化吸收。

（2）二忌冷热不均

食物的温度对胃也有不同的影响，太热的食物容易损伤消化道黏膜，太冷的食物会损伤脾胃之气。因此，不可食过冷或者过热的食物，食物的温度以入口舒适无明显刺激为宜。在吃过热食之后也不可立即进食冷食，这样会造成胃黏膜的损害。

（3）三忌情绪不佳

男性工作紧张、生活压力比较大，这些客观因素对大脑皮层进行着不断的不良刺激，很容易造成胃腑病变。因此吃饭时应秉承"快乐用餐"的原则，良好的情绪能促进消化液的分泌，使胃肠处于最佳消化状态。

（4）四忌不洁饮食

"病从口入"不无道理，我们吃进去的食物如果不干净，当然会伤到胃腑，进而诱发一些疾病，比如幽门螺杆菌如果侵袭我们的胃，就易引起胃溃疡、十二指肠溃疡，甚至胃癌等疾病。

（5）五忌过食生冷

中医学讲，胃喜温恶寒。胃是怕冷之腑，生冷之品会使胃的活动减缓或出现痉挛。因此，切勿常食冷饮，勿使胃腑受凉，无论是冬天还是夏天，都应做好胃的保暖工作。

（6）六忌辛辣刺激

如果过多食用辣椒、生蒜等辛辣刺激性食物，会使胃黏膜受到刺激，

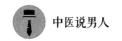

使胃部长期处于充血状态，可能会引发胃炎。在饮食中，应多选择维生素C含量丰富的食物，因为维生素C对胃有极好的保护作用，还可以增强胃的抗癌能力。

3. 养胃方

（1）土豆苹果泥

土豆可补益脾脏之气，苹果又有健胃的作用，两者结合，可健胃益脾、消食生津、清热除烦，还可润肠通便。

材料：土豆1个，苹果1个，松子粉2匙。

做法：土豆和苹果去皮洗净，煮熟，分别捣碎成泥。放入碗中加入松子粉拌匀即可，每日两顿饭之间服用。

（2）红枣小米粥

小米被誉为"养胃之王"，含有丰富的维生素，入脾、胃经，有利于滋阴养血，健脾和胃。《本草纲目》说，小米"治反胃热痢，煮粥食，益丹田，补虚损，开肠胃"。

材料：小米100克，红枣5枚，冰糖适量。

做法：将红枣去核，然后洗净切丁备用；小米清洗干净，用清水浸泡20分钟后控干水分备用；砂锅中加入清水，放入红枣丁、小米，大火烧开后转小火，中途搅拌一下，以免小米粥粘锅，煮20分钟，出锅前加入冰糖，搅拌至冰糖化开即可食用。

4. 助消化，小妙招

一位男性急诊患者，由于腹部疼痛入院，经询问后得知，该患者平时消化功能较差，经常自行服用助消化的药物以帮助消化，此次发生腹痛的原因是饭后运动。患者由于吃得过饱，一直胃部难受，想着活动活动会舒服一些，于是便去健身房运动，没想到在运动的过程中突然腹痛难忍，这是因为饭后剧烈运动使肠系膜等受到牵拉，从而引起了腹痛。

那么，饭后腹胀、不消化该怎么办呢？可以试试中医小妙招。

（1）散步摩腹助消化

散步是一种天然的助消化运动，一不费力，二无副作用，在散步的过程中配合摩腹，还可增强胃的消化功能，促进腹部脂肪的消耗，有一定的减肥作用。

摩腹手法很简单，一手掌心贴附肚脐，另一只手叠在上面，沿顺时针方向以画圈的方式柔和地摩擦，做 80 ～ 100 下，然后双手交换位置，沿逆时针方向以同样的方式再按摩一遍。

（2）腹式呼吸助消化

腹式呼吸也有帮助消化的作用，在进行腹式呼吸时可吸入大量的新鲜空气，在吸气时腹部鼓起，呼气时腹部下降，腹肌的收缩和放松是对胃的一种按摩，通过腹式呼吸可促进胃腹运动，改善消化功能。

（3）双腿"V"字形抬高

抬高双腿可以抬升横膈膜，从而减轻胃部承受的压力，不仅可以起到缓解胃部痉挛的作用，还可增强胃的消化功能。具体做法是身体平躺，弯曲双膝，将臀部作为支点，上半身和双脚腾空，使身体呈"V"字。

中医学讲，脾胃是人的后天之本，胃腑在人体内扮演着重要的角色，食物进入胃后，经过消化，有利于人体的物质会被输送给各脏腑以维持正常生命活动，产生的糟粕会输送给肠，然后排至体外。作为食物消化的重要关卡，我们更要守护好这道防线！

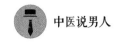

第四节　男人与肾虚

中医学认为，肾为先天之本，强调了肾在人体生长发育及生殖功能中的重要作用。例如，《黄帝内经》说："丈夫八岁，肾气实，发长齿更；二八，肾气盛，天癸至，精气溢泻，阴阳和，故能有子；三八，肾气平均，筋骨劲强，故真牙生而长极；四八，筋骨隆盛，肌肉满壮；五八，肾气衰，发堕齿槁……"也就是说，男人到了五八四十岁以后，肾气开始出现衰退。这是人生、长、壮、老、已的一个必然过程，属自然现象。

但是，因为很多人对中医理论不十分理解，或理解得不全面，所以很容易被一些不良商家误导。也正因如此，很多男性谈肾虚色变，补肾似乎成了男性生活中不可缺少的一部分。市场上有各种各样的补肾产品，很多"养生机构"打着中医的旗号宣传五花八门的补肾方法。在这里提醒大家，男人在补肾时应慧眼识真假，寻求正确的补肾之法。

1. 补肾前要注意这些

补肾不可盲目，首先要先根据自身的症状判断是否患有肾虚。肾虚会有哪些小信号呢？一是腰痛，腰痛是肾虚的一种明显的症状，但腰痛不一定是肾虚，肾虚所产生的腰痛一般以酸痛感为主，且常常感到腰部乏力。二是无原因发胖，在食量没有增大的情况下，体重一直呈上升趋势，这种发胖常常与肾虚有关。三是脱发严重，肾藏精，其华在发，肾脏出现问题容易出现须发早白、脱发。四是手脚发冷，晚上睡觉前四肢冰冷，或者在舒适的温度下依旧自觉发冷，这可能是肾虚造成的"畏寒"，应特别警惕。

最后就是性欲减退，性功能的状态与肾脏功能直接挂钩。肾虚会导致性欲淡，出现早泄、阳痿等。

要补肾，还要了解肾虚有哪些类型，辨证论治非常重要。从中医学角度来看，肾虚分为肾阴虚、肾阳虚、肾气虚等，肾气不固、肾不纳气、阳虚水泛等均属于肾虚范畴。肾阴虚的主要症状是腰膝酸软、两腿无力、心烦易怒、失眠多梦、盗汗、咽干、遗精早泄等，肾阳虚则主要表现为神疲乏力、精神不振、易疲劳、畏寒怕冷、四肢发凉、腰膝酸痛、性功能减退等。中医学认为，肾虚与生活中不良习惯造成的影响的长期积累有关。其一，年轻男性房事过多、过频，失去节制可导致肾虚，青少年如果频繁自慰也会造成肾虚；其二，生活习惯差，吸烟、喝酒、长期熬夜、饮食不规律等都会造成肾脏的虚损；其三，情绪失调，如果情绪得不到宣泄，长期处于失调的状态，可影响肾脏的调节作用，造成肾精不足。

2. 常见的补肾药有哪些不同

小张是一名出租车司机，这份工作让他身心俱疲，没日没夜地熬着，三餐也不固定。渐渐地，小张开始变得疲乏，感觉越来越怕冷，想去看医生，可是又找不到替班的人，于是自己查了些资料，自行购买了六味地黄丸服用。可是，小张连续吃了一个多月药之后，症状没有明显缓解，无奈之下请假到医院就诊。经过诊断，医生告诉小张他的一系列症状是肾阳虚引起的。小张疑惑不解，自己服的六味地黄丸不就是调理肾虚的药吗，为何一点作用都没有？其实，很多男性一说到补肾，就会想到六味地黄丸。六味地黄丸主要以滋阴补肾为主，市面上常见的各种"地黄丸"的功效都各有侧重，必须在仔细辨证后使用。

（1）六味地黄丸

六味地黄丸的主要作用在于滋肾阴。六味地黄丸的组方出自北宋医学名家钱乙的《小儿药证直诀》一书，由熟地黄、山茱萸、山药、泽泻、茯

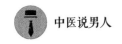

苓、牡丹皮六味中药组成。这个方子有补肾滋阴益精的功效，适用于肾之阴精不足的患者。如果出现腰痛发凉、手脚冰冷、腹泻等肾阳虚的表现，就不宜服用六味地黄丸。

（2）知柏地黄丸

知柏地黄丸的主要作用也在于滋肾阴，还可降火，治疗阴虚火旺证。该药在六味地黄丸的基础上增加了有降火作用的知母和黄柏，与六味地黄丸相比，清火的作用大大增强。知柏地黄丸对脾胃功能有比较高的要求，脾胃功能尚佳者才可适量服用知柏地黄丸。

（3）桂附地黄丸

桂附地黄丸主要治疗肾阳不足，对肾阴也有一定的滋补作用，因为这个方子是在六味地黄丸的基础上增加了温火助阳、散寒止痛的肉桂和附子，使其在滋补肾阴的基础上大大增强了温补肾阳的功效。

（4）金匮肾气丸

金匮肾气丸又叫"八味地黄丸"，主要治疗肾阳虚，是六味地黄丸的组成加上桂枝、附子。有人说桂附地黄丸和金匮肾气丸是同一个方子，但其实金匮肾气丸中增加的是桂枝，桂附地黄丸中增加的是肉桂，金匮肾气丸在补阳的基础上具有较强的利水作用。

看，仅仅是地黄丸系列，就让人"眼花缭乱"，所以肾虚需要用药时，一定要到医院咨询专业的中医师。

3. 正确补肾这样做

明白了肾虚的含义及补肾的误区所在之后，我们应当如何正确补肾呢?

（1）睡眠足，肾气足

中医学认为充足的睡眠有助于滋养身体，化生气血，对保护肾精有很大的益处。不要过度熬夜，养成良好的作息习惯，早睡早起，有利于对肾精的养护。睡眠质量好了，肾气自然就充足了。

（2）泡脚按摩肾气足

用热水泡泡脚，可以很好地消除工作一天的疲劳，还可以改善局部血液循环，驱寒除冷，促进代谢，起到养生和保健作用。泡脚后可以按摩足底，足底有许多穴位，比如涌泉穴，每晚睡觉前按揉涌泉穴，可起到养肾固精之功效。涌泉穴很好找，把脚趾蜷起来，脚底凹陷处就是了。另外，无论冬天还是夏天，注意足部保暖都是养肾的重要方法之一，因为足少阴肾经起源于足底，寒从足下起，如果足底受到寒邪的侵袭，会随着肾经进一步侵入人体。

（3）喝水清肾

肾脏是人体的"清洁工"，在肾脏代谢身体废物的时候，如果有足够水分的辅助就会事半功倍。一般来说，饮水的较佳时间是早晨起床后、上午 10 点左右及下午 3 点左右，饭前、饭后不宜饮水。需要注意的是，尿液一定要及时排出，不可憋尿，因为积存的小便会成为水浊之气，损害肾脏。男性如果长期憋尿还会引起前列腺增生等相关疾病。

（4）房事有节

养生提倡"劳逸适度"，自古就有"若入房过度，汗出浴水，则伤肾"的说法。房事伤肾主要是因为失精过多，劳作有度，房事有节，才是固肾之根本。年轻男性正是精力旺盛的时候，更应合理地安排自己的性生活，避免过度自慰损耗肾精。

（5）饮食补肾

"黑色入肾"，黑色的食物最养肾。《黄帝内经》曰："北方黑色，入通于肾，开窍于二阴，藏精于肾……"人们常说补肾有"黑五侠"，分别是黑豆、黑米、黑枣、黑芝麻、黑木耳。除了黑色的食物，韭菜、山药也有很好的补肾作用。

在这里给大家介绍一个补肾食疗方——栗子炖乌鸡。

材料：乌鸡 1 只，生姜 5 片，枸杞子 10 克，新鲜板栗 10 个。

做法：先将整鸡剁成块，在开水中焯一下，放入锅内加入清水；把枸杞子、板栗、生姜依次放入锅中，大火烧开后，文火再煲 1 小时；出锅前，调入精盐、味精、鸡精，即可食用。

功效：栗子对人体的滋补作用甚至可与人参、黄芪、当归等媲美，能补脾健肾、补肾强筋，可缓解肾虚所致的腰酸膝软，与乌鸡合用，不仅能补肾，还能补气益血。

（6）运动激发肾能量

运动是生命的根本，通过运动来补肾调虚，是一种健康的生活方式。进行慢跑、打太极拳等相对来说比较轻缓的运动，不但有利于减轻压力，还有助于补充肾气。在日常生活中，可以通过一些养肾小运动来激发肾能量。

其一，擦肾区。将双手搓热，然后放置于腰部两侧，进行上下摩擦，以有热感为宜，这样可加快肾脏的血液循环，维护肾脏代谢能力。

其二，吞津液。上下齿互叩，口中唾液满溢，然后吞咽唾液。这是一种很简单的滋养肾精的方法。

其三，脚后跟走路。走路时有意识地让脚后跟先着地，可以刺激足部的穴位，在无形中起到按摩的作用。

第五节 男人与失眠

古时候有一个秀才，在参加科举考试之后被莫名其妙地抓进了大牢。在审问的过程中，知府大人非说秀才在旅馆居住期间偷了旅馆的金印章。秀才一脸疑惑，连说自己从未行偷盗之事。知府大人说，有人早上看见秀才急急忙忙地装着行李要离开旅馆，并让秀才赶紧认罪画押。秀才不肯，便言"士可杀，不可辱"。这位知府大人也是个昏官，用尽了一切狠毒的手段，可是秀才宁死不屈。最后，有人给知府大人出了个点子：命秀才不招供就不许睡觉。就这样，2 天过去了，秀才逐渐出现头晕眼花的症状，终于还是扛不住了。几个月后，旅馆的人捎来消息，金印章找到了。可怜的秀才，忍受了各种酷刑，却没能忍受不让睡觉的刑罚。由此可见，睡眠对于一个人来讲是多么的重要。

睡眠是生命活动的需要，很多人因为工作或生活的原因熬夜次数过多，熬着熬着就失眠了。睡眠已经成为困扰无数人的一大健康问题。世界卫生组织曾进行调查发现，27% 的人有睡眠问题。为唤起全民对睡眠重要性的认识，国际精神卫生和神经科学基金会主办的全球睡眠和健康计划于 2001 年发起了一项全球性的活动，将每年的 3 月 21 日定为"世界睡眠日"。

1. 失眠的常见原因与中医分型

失眠已经成了很多人的烦心事，对于男性来讲，失眠的原因一般有两种：第一种是精神原因，来自生活、工作中的压力；第二种是习惯因素，很多男性有熬夜的习惯，这种不健康的生活方式容易导致失眠的出现。

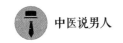

失眠在《黄帝内经》中称作"目不瞑""不得眠""不得卧"，从中医学角度看失眠，一般可将失眠分为肝郁化火、脾胃虚弱、阴虚火旺等证型。

（1）肝郁化火

此型为情志所伤，致肝气郁结，肝郁化火，扰动心神，心神不安则不能眠。《类证治裁·不寐》曰"思虑伤脾，脾血亏损，经年不寐"，由此可见失眠的主要原因之一就是情志不畅。由于生活中各种琐事在无形中给自己增加了很大的压力，由此引发的烦躁、悲伤、愤怒等坏情绪都可导致失眠，我们在生气时常说的"气得睡不着觉"就是这个道理。因此，我们要学会调控自己的情绪，使情绪在入睡前处于平稳的状态，这样才能正常入睡。

如果生了气，感觉自己非常烦躁，不妨给自己做一碗葡萄龙眼粥，帮助自己入眠。

材料：葡萄干、粳米、龙眼肉、蜂蜜适量。

做法：将洗净的葡萄干、粳米、龙眼肉一起放入锅中，加水500毫升，大火煮开后改小火煮1小时，最后加入蜂蜜调味即成。

功效：葡萄是养肝的佳品，龙眼肉可起到安神助眠的作用，蜂蜜可补脾健胃，三者结合，有助于入眠，提高睡眠质量。

（2）脾胃虚弱

饮食不节，暴饮暴食，或吃冷食、生食，长时间大量饮酒等，均可令脾胃受损，脾失健运，气血生化不足，心失所养，从而导致失眠。在生活中，养成合理的饮食习惯，特别是在晚上睡觉之前应避免暴饮暴食，否则胃腑负担过大，无法快速消化食物，食物残存在胃腑中，造成的不舒适感很容易引起失眠。中医学常说的"胃不和则卧不安"，即是此理。

临床用于治疗此型的验方有很多，健脾和胃养神汤就是其中之一。

组成：桑白皮12克，陈皮10克，赤芍12克，桃仁10克，柴胡10克，半夏9克，紫苏子10克，香附10克，大腹皮10克，甘草10克，青皮 10 克，以水煎服，一日 1 剂，分 2 次服用。

功效：本方有健脾胃、养神安眠的功效，适用于治疗脾胃虚弱引起的失眠，需在专业医生的指导下使用。

（3）阴虚火旺

体虚精亏，或纵欲过度，可导致肾阴耗竭，心火独亢，心肾不交，影响睡眠。因此，要注意保护肾精，合理饮食，规律作息，还应注意房事有节，现代研究也表明频繁的性生活会造成失眠。

2. 失眠的危害

失眠给男性带来的影响数不胜数。长期失眠会造成免疫力低下，使身体的新陈代谢失衡。长期失眠还能导致衰老加速，这种衰老不仅体现在容颜上，还体现在身体其他的各个方面，如脏腑功能下降等。长期失眠的男性患高血压的概率会比没有失眠情况的人群高出数倍，患心脑血管疾病的风险也会增大。另外，失眠对性功能也有一定的影响，因为性功能受神经中枢的调控，失眠可对性功能产生抑制作用。

3. 快速入眠小妙招

工作了一天之后，躺在床上，如何才能让自己快速入眠呢？

（1）睡前冥想

虽然在白天的工作中，有开心也有难过，但无论好坏都已经过去，晚上睡前不要回想白天发生的事情，闭上眼睛，配合腹式呼吸，放空大脑，搭配一首助眠的曲子也是不错的选择。

（2）改善睡眠环境

有的人睡觉时不喜欢有亮光，有的人不喜欢太过嘈杂，这时候营造一个舒适的睡眠环境就非常必要了，比如一个安静的房间，再比如一张软硬适度的床。

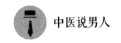

（3）睡觉泡脚

养成每天睡觉前用温水（40～50℃）泡脚、按摩足心和足趾的习惯，可起到促进气血运行、舒筋活络的作用，以祛病健身。一天的工作下来，脚往往是非常辛苦的，对脚好一点，回馈给我们的礼物之一就是安稳的睡眠。

（4）睡前喝一杯牛奶

牛奶是很好的助眠食物，在睡觉前喝一杯牛奶不仅可以帮助入眠，还可以改善睡眠质量。当然，不是每个人都适合饮用牛奶，应当根据自己的体质进行。

（5）睡眠呼吸法

"478 呼吸法"是一种快速入睡法，通过重复的呼吸动作，使肺部进行充分的气体交换，有助于放松身心，更易入睡。具体方法是：鼻子吸气 4 秒后，憋气 7 秒，接着用嘴呼气 8 秒。在不断呼吸的过程中，往往不知不觉地就进入梦乡了。

（6）睡前梳头

头部穴位较多，通过梳头可以对头部穴位进行按摩、刺激，消除大脑疲劳，从而帮助入眠、改善睡眠质量，还可以提高思维能力和记忆能力。

（7）睡前不要这样做

为了尽快入眠，睡觉前不要喝咖啡，不要进行剧烈运动，也不要进行打游戏等容易让人兴奋的活动。

（8）穴位按摩帮助入眠

①天门开穴法：两拇指的指腹紧贴于印堂穴，双手余指固定头两侧。拇指先自印堂穴垂直向上推移，经神庭穴推至上星穴，然后两拇指沿左下、右上，左上、右下交替推摩。动作由缓至快、由轻至重，反复推摩 1 分钟，以局部产生热感为宜。

②点按掌摩百会穴：用右手拇指尖在百会穴点按，待局部稍有肿、胀、

麻感后改用拇指腹旋摩，交替进行约 30 秒，紧接着用掌心以百会穴为轴心，均匀稍用力旋摩约 30 秒。

③指按膻中穴：取坐姿，两手中指重叠，按住穴位，呼气并数 3 秒，渐渐用力，数到第 3 秒时稍加力按膻中穴，然后吸气并数 3 秒。注意保持身体放松，避免用力过猛。

④指按风池穴：取坐姿，身体放松，左手按住左侧头部，右手拇指按住穴位，用左手轻推头部向右侧倾斜，呼气 3 秒，渐渐稍用力，右手按住风池穴停留 3 秒，然后吸气并数 3 秒，头部恢复原位。

⑤抚摩静息法：两手双掌分别摩头、摩面、摩颊。手法宜轻柔，每处按摩 1 分钟左右。

人体各项功能的运转应与自然规律融为一体，好的睡眠是身体健康的基础，只有身体健康，才会有更多的时间去做自己想做的事情。因此，赶走失眠，善待自己，善待家人。

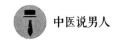

第六节　男人与"压力山大"

社会赋予了男人更多的责任，更多的担当，也因此男人承受的压力往往比较大。在很多时候，男人不愿表达自己内心的真实情感，在生活、工作中遇到的各种压力都倾向于自己来扛。独自承受似乎变成了一种习惯。

1. 压力过大的危害

压力过大对人体有着很多无形的伤害。压力过大会伤害人体的神经系统、呼吸系统、内分泌系统及消化系统等，甚至还会影响到生殖系统的健康，会引起心跳加快、血压升高等，会让人烦躁、焦虑、失眠等。长期心理压力过大会降低人体免疫力，人的正气受损，受到外邪侵袭的机会就会变大。人的五脏对应着五种情志，心主喜，肝主怒，肺主悲，肾主恐，脾主思。反过来讲，情志对五脏六腑有各种各样的影响，而压力就是产生情志变化的根源之一。因为有压力，人们会随之有伤心、难过、愤怒等不良情绪的变化。古代文学《范进中举》一文中，范进连年参加科举考试，屡次名落孙山，家中常常揭不开锅，又整日遭到岳父的嫌弃谩骂，他的心理压力可想而知，后来在得知自己中了举人以后，居然大喜过度变得疯癫了。所以，适度的压力是动力，但是过度的压力就会造成不好的影响了。打个形象的比喻，压力就像是弹弓上的橡皮筋，偶尔拉满，可以将弹子射到最远，但是如果长时间拉满，最终的结果也很好预测，要么就是橡皮筋断掉，要么就是橡皮筋由于一直保持拉到最长的状态而没有一点弹性，不能使用了。

2. 如何缓解压力

学会合理地处理压力，管理自己的情绪，可以让自己更加优秀、更加坚强。

（1）遇事深呼吸

男人在生活、工作中常常会遇到各种烦心的事情或者不顺利的经历，遇到这些事情时，可以通过深呼吸来调节自己的情绪，这样可以及时扼杀负能量的苗头。在深呼吸的过程中，胸腔会最大限度地打开，全身的骨骼、肌肉也会得到很大程度的放松，自然地压力也会减轻许多。除此之外，深呼吸还可以使思维更加清晰有序，可以让人冷静地思考问题、处理情绪。从中医学角度来看，肺主气，司呼吸，主悲，肺脏将一身之气调动到最大时，可带动其他脏腑运转，并将悲伤等情绪一扫而空。

（2）学会宣泄倾诉

遇到事情时，不要把所有的情绪都压在心里。要学会与人沟通，通过商量来解决问题。在工作时，大脑处于高速运行的状态，工作后回到家，应当更多地把时间分配给家人。与家人谈心是一种很好的宣泄方式，这样可以让自己的情绪更加稳定。

（3）男儿有泪也应流

哭不是脆弱的表现，适当的哭泣可以使压力快速地得到释放，通过哭泣将不良情绪释放出来后，身体会轻松许多。

（4）丰富自己的个人生活

虽然拼搏与努力是工作的常态，但男性也要有自己的业余生活。例如，可以选择读书减压，让自己沉浸在书海中去阅读各种各样的故事，感受各种各样的情绪，这样可以让自己变得更加宽容大度。还可以去学习一项新技能，在学习的过程中可以将工作中的各种琐事抛开，大脑能够得到适度的放松。

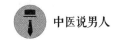

（5）常做户外运动

户外运动时可以呼吸到更多的新鲜空气，让紧绷的大脑得到释放。在各种户外运动中，登山是很好的选择，在登山的路途中，不仅可以看到秀丽的景色，使人心情愉悦，还可通过不断行走调动全身细胞，增强生命活力，强身健体，提高身体素质。

（6）保持积极的心态

压力来临时我们要以积极的态度去面对，以平常心去对待，先通过一系列的方式尽量让自己的心情放松下来，比如听一听音乐，再去冷静地解决处理问题。学会把压力转化成动力，以感激的心态对待压力，这样我们的生活会过得更加精彩。老子倡导"顺其自然"，古人也常讲"不以物喜，不以己悲"。有一种心理治疗疗法叫作"森田疗法"，其基本原理就是"顺其自然"。只有做到真正的平静，才可以游刃有余。

其实，每个人都有压力，生命的每个阶段都有压力，有的人把压力化成了动力，有的人把压力藏在了心里，每个人处理压力的方法都不同。但是，殊途同归，不同处理压力的方法的最终目的都是让自己健康快乐地生活。摆脱"压力山大"，感受最真诚的自己，才能获得更大的成长空间，活得更加精彩。

第七节 男人与焦虑

三十岁的小丽和丈夫的感情一直很好，每天下班后回到家，丈夫都会给小丽一个大大的拥抱，夫妻俩一起做晚饭、看电视、聊天，几年如一日。可渐渐地，丈夫的工作变得忙碌起来，人也变得沉默了许多，回到家之后常常无精打采，连两个人日常的交流都少了许多，晚上小丽经常听见丈夫不断的叹息声和翻来覆去无法入眠的响声。时间长了，小丽有些焦急，不知道丈夫为何会如此。于是，小丽到医院咨询了精神心理科的大夫，得知她的丈夫出现这样的情况是因为焦虑。

1. 焦虑和焦虑症的区别是什么

焦虑是一种烦躁不安的情绪，而焦虑症则是一种精神心理疾病。焦虑一般可分为两类，一类是现实性焦虑，是指对生活中一些事情或情景所产生的一种情绪反应；另一类是病理性焦虑，主要指无原因的焦虑，伴有明显的自主神经功能紊乱及运动性不安。一般情况下，男人们的焦虑属于现实性焦虑。据相关科学调查显示，大多数男性焦虑的原因是由于长时间高强度工作，简单来说，就是因为忙碌。

男性在生活中承受的压力较大，但是却很少愿意表达自己的情绪，长期的情绪积压易造成焦虑的状态，甚至令自己患上焦虑症。

2. 焦虑对身体的危害

焦虑对身体的危害不容忽视。

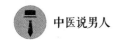

一是失眠。焦虑人群大多伴有失眠，失眠是焦虑的常见表现之一，严重者还会伴有记忆力下降。长期失眠，对身体造成的影响是不可估量的。

二是食欲下降。焦虑的情绪会使胃酸分泌过多，造成食欲下降，长期食欲差会使人消瘦，营养不良，甚至贫血。

三是血压升高。长期焦虑会造成血压升高，加快动脉硬化的发展进程，增加心脑血管疾病的发病率。

从中医学角度来讲，每个人的七情六欲、喜怒忧思都与脏腑息息相关，即所谓喜伤心、怒伤肝、思伤脾、悲忧伤肺、惊恐伤肾。焦虑往往与忧思有关，长期的焦虑会导致劳神过度，从而气急郁结，伤脾伤肺，长期脾胃虚弱易出现气血两虚的情况。例如，细心的人会发现，焦虑的人常常会唉声叹气，甚至伴随一定程度的气喘，这主要是焦虑伤及肺部的表现。肺被称为"华盖"，被称为"相傅之官"。肺之于身体就好比是一位宰相，如果肺部受到伤害，就会影响到整个人体的长治久安。

3. 如何预防、处理焦虑情绪

男人应该懂得爱自己，在生活中可以怎样预防、处理自己的焦虑情绪呢？

（1）倾诉

很多男性有意地让自己不要将工作中的负面情绪带回家中，其实这样往往还是会在不知不觉中影响到家人。不妨试一试主动与家人交谈，谈生活、谈工作、谈电影、谈运动，无论是何种主题的交谈都能帮助自己暂时忘记烦恼，同时让家人更加了解自己心中所想。

（2）减少主观性忙碌

大多数的忙碌都来自"加班"。事实上，盲目的加班只会让自己的焦虑情绪更加泛滥，因此提高工作效率，减少主观性加班，将更多的时间投入生活中，可有效缓解焦虑的情绪。

（3）种养花草

花草在自然界中代表着新生，代表着美好。种养花草不仅可以锻炼人的耐性，还可以缓解各种不适情绪。古代诗文中就有"采菊东篱下，悠然见南山"等名句，诗人雅居的描述中总是少不了花草。

（4）运动

运动自然是必不可少的。在电视剧里，我们常看到一个人情绪不佳的时候就会去打拳击、跑步等，锻炼身体是一种很好的发泄方式。平日可以在家中置办一些体育用品，比如拳击沙袋、杠铃等，根据自身情况进行运动，既可强身健体，又可帮助舒缓情绪。

4. 家人的帮助不可或缺

当家人发现自己的父亲、丈夫、儿子出现焦虑症状时，要积极采用合适的方法来帮助缓解，以免焦虑症状加重，发展为焦虑症。首先要"挖掘"，从不断的观察中挖掘焦虑的原因。之后就是"交流"，交流是一种情绪与语言传导的方式，可以以询问近况为切入点，进行深入的交流，切忌在交流的过程中给予过多的埋怨及批评，不要吝啬自己的夸奖，要帮助他努力从情绪的低谷中走出来。最后便是"行动关爱"，一份惊喜的礼物，一顿热乎的早餐等，都是于细微处传递温暖。

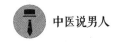

第八节　男人与眼泪

　　流泪的原因有两种，一种是情感的流露，一种是由于异物进入眼睛等造成的反射性流泪。眼泪是一种有灵魂的液体，因为它反映了人们各种各样的情绪，有的眼泪是伤心的，有的是激动的，也有的是开心的。人们常说"男儿有泪不轻弹"，当男人被赋予勇敢、坚强的精神时，就注定了他们会很少流泪。有人认为，女性的平均寿命比男性长，很可能与经常流眼泪、及时释放压力有一定的关系。

　　眼泪可以杀死细菌。泪液的 pH 值在 6.5 ～ 7.5，含有多种特殊的杀菌物质——溶菌酶，可以使细菌溶解死亡。另外，泪液中还含有乳铁蛋白和免疫球蛋白等，都具有抗菌和抑菌作用。我们的眼泪让我们多了一件自己的抗菌和抗病毒武器。眼泪可以排毒，流泪就是一种自然排毒疗法，可以有效排出我们体内由于压力积聚而成的毒素，但是眼泪是无毒的。眼泪还是眼睛的天然清洗器，当异物、灰尘进入眼睛时，大量眼泪就会从泪腺中分泌出来，起到冲洗和稀释作用，以保护角膜和结膜不受损伤。眼泪还有很好的润滑作用，不仅可以润滑我们的眼球和眼睑，还可以防止各种黏膜脱水。我们如果没有眼泪，就像鱼没有了水。

　　哭泣是一种正常的生理现象，也是呼吸系统、循环系统、神经系统的一项不寻常运动，这种运动可使情绪和肌肉放松，从而使人感到轻松。哭泣同时也是一种宣泄情感的很好的方法，可以缓解压力，释放积压已久的感情，就像大水冲走了挡在人们心中的污浊一样，使人的心境瞬间变得明亮。反之，如果强烈地抑制流泪，不能通过流泪冲刷掉复杂的情绪和压力，反而会使心中的压力增大。因此，当情绪低落时，男性也不妨一哭为快，不要去过多地在意"脸面"，日常生活中可以适当看一些感人的电视剧、电影，来促进自己情感的释放。

男人可以流眼泪，但也要注意不可过度，哭泣的时间不宜过久。当压抑的心情得到发泄、缓解后就要慢慢停止哭泣，否则对身体反而有害，因为人的情志变化对脏腑有很深的影响，特别是人的胃肠功能对情绪的变化极为敏感，当过于忧愁悲伤或哭泣时间过长时，胃腑的运动会相对减慢，胃液分泌减少，从而影响食欲，这也是人们常常在哭泣后不愿意吃饭的原因。在电视剧中，我们有时会看到因为过于悲痛而哭坏了双眼的情节，因此我们要注意流泪不可过度。中医学认为，泪为肝之液，如果出现没有诱因的"莫名其妙"的流泪，可能是肝出了问题，要及时到医院治疗。

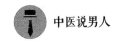

第九节　男人与更年期

　　每当提起更年期综合征的时候，很多人以为只有女性才会有更年期，但实际上男性也存在更年期。一方面，处于更年期的男性所表现出来的症状大多没有女性的那样明显；另一方面，男性更年期的年龄一般在 40～70 岁，晚于女性。一般来说，男性更年期综合征主要由雄激素分泌量剧减导致。由于引起男性更年期综合征的不确定性因素较多，所以男性更年期时间往往比女性更年期时间更长。

1. 哪些男性更容易遇上更年期

　　男性更年期常常悄无声息地来临。除了年龄因素，什么样的男性群体更容易遇上更年期呢？临床统计发现，具有以下特点的男性更容易遇上更年期：生活压力较大，夫妻关系不和谐，家庭幸福感较低；患有慢性疾病，如高血压、糖尿病等；长期抽烟、酗酒、熬夜等，不良生活习惯较多。

2. 更年期综合征带来的身体变化

　　男性到了中年以后，会有许多身体上的变化。一名更年期综合征的男性患者就诊时的主要表现为经常出现原因不明的胸闷、心慌，经过一系列检查后仅发现血压略有升高，并没有其他病变。根据这位患者的自述，他在生活中常常丢三落四，晚上总是睡不好觉，家庭关系也一般。其实，这就是更年期综合征的典型表现。男性更年期来得悄无声息，但会给工作和生活带来很大的影响。因此，男性应当了解更年期会给身体带来的变化。

（1）记忆力下降

记忆力下降往往是男性更年期常见的一种表现，也是男性进入更年期的信号之一，可表现为经常丢三落四、对现实生活中的事情不关注、情绪波动较大等，也可能会伴随处理事务的能力下降、思维不如以前那样清晰等。

（2）皮肤改变

脸部会逐渐出现皱纹，颈部、手部皮肤会逐渐开始松弛，这主要与身体的脂肪组织逐渐减少有关。

（3）性功能减退

男性进入更年期后，体内雄激素的水平就会下降，从而导致性生活减少、性欲减退，甚至会出现勃起功能障碍。

（4）情绪多变

这是男性更年期与女性更年期较为相近的一个表现，主要表现为莫名其妙地发脾气，情绪低落，在与人沟通时常常因为小问题而大发脾气。

（5）睡眠质量下降

失眠多梦是睡眠质量下降的常见表现，有肾虚的男性还会出现盗汗的情况。随着年龄的增长，体内褪黑素可能会出现异常，也会影响睡眠质量，要及时就诊进行调理，以保证生活质量。

（6）味觉减弱

味觉的减弱主要表现为味觉变迟钝，喜欢吃高盐食品等。

3. 男性在更年期如何进行自我保养

都说女人需要保养，其实男人也是一样的，特别是处于更年期的男人，需要注重保健，建立合理的生活方式，保持乐观的心态。那么，更年期男性怎样才能做好自我保养呢？

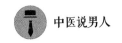

（1）食补

男性进入更年期后，食补是非常重要的，每天应保证全面、均衡的营养摄入，比如在每天的饮食中，食物的种类应超过5种。除此之外，适当多吃一些下列食物，有助于缓解男性更年期症状。

①吃黑豆：黑豆是补肾佳品且含有丰富的维生素，可将黑豆熬成粥，每日早晨饮用，也可做成黑豆奶饮用。

②吃桑椹：更年期易出现心情烦躁，失眠多梦，桑椹有"民间圣果"之称，多吃桑椹可改善神经系统功能，安神养心。中医学认为，桑椹味甘、酸，性寒，入心、肝、肾经，是滋阴补血、生津润燥的佳果。可将桑椹与糯米一同熬成粥，也可将桑椹制成桑椹酒来饮用。

③吃羊肉：羊肉被称为"大补之品"，男人进入更年期之后身体素质相对下降，羊肉可养肾气，温补气血，还有很好的祛寒作用。但是需要注意，羊肉性温热，常吃容易上火，因此不可过食。羊肉的烹制方法有很多，可清炖，可爆炒，都有着别样的风味。

（2）运动

运动是一种健康的生活方式，但也有许多事项需要留意。

①选择适合自己的项目：更年期的男性应尽量选择可以使各关节、肌肉都能活动的全身性项目，比如散步、慢跑、打太极拳、游泳、做保健体操等，这样能使头颈部、躯干、上下肢得到全面的锻炼。

②控制运动量：运动强度不可过大，如果在运动后出现头昏、胸闷、气促、恶心、食欲下降、睡眠质量下降、有明显疲劳感等，则说明运动量过大。合适的运动量应当能够让人在锻炼之后身体无疲惫感，能感到轻松、舒畅，食欲和睡眠能得到一定程度上的改进。

③运动时应注意呼吸方式：运动时要尽量用鼻子吸气，因为空气经鼻吸入，鼻毛可挡住灰尘，鼻腔黏膜可调节空气的温度和湿度。在运动时不要憋气，因为憋气时胸腔内的压力增大，不利于血液流至心脏，容易引起

胸闷、心慌等症状。

④运动需要持之以恒：短期的运动达不到强身健体的效果，要持之以恒。在坚持锻炼期间，要关注自己的呼吸、血压、脉搏，以及各种不良反应，根据自身情况调整运动方案。

（3）情绪管理

男性更年期情绪波动较大，会更加暴躁、冲动，难以克制，易冲动行事，因此学会调控自己的情绪非常重要。

男性在 45 岁左右是更年期的高发期，因此每一个男性都应警惕自己的身体变化，在生活中保证充足的营养摄入，多为身体注入活力，尽早改变不良的饮食习惯，戒掉烟酒，在工作中注意劳逸结合，避免使身体过于劳累，每天要保证充足的睡眠时间，及时减轻心理负担，这样更年期就会悄然远去了。

第三章
男人要会吃

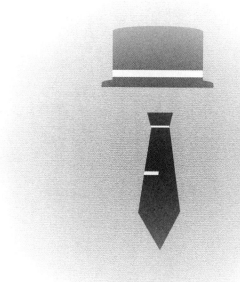

第一节　韭菜又称壮阳草

韭菜被誉为"帝家之肴"，这是因为汉武帝刘秀极爱韭菜，并将韭菜纳入宫廷菜肴。韭菜有一个很响亮的称号——壮阳草，从名字来看，韭菜应该具有壮阳的作用，但也有人认为韭菜没有壮阳的效果。下面我们就一起来看看韭菜的功效。

1. 韭菜的功效

《本草纲目》中记载韭菜的功效是"饮生汁，主上气，喘息欲绝，解肉脯毒""煮汁饮，止消渴盗汗"，韭子"补肝及命门，治小便频数，遗尿……"韭菜也可润肠通便，是中医眼中的"洗肠草"，对于补肾也十分在行，但是唯独没有"壮阳"这类的词语，那么韭菜到底可不可以壮阳呢？

韭菜中含锌，锌是壮阳所需物质之一，但因为韭菜中的锌含量较少，壮阳的作用比较弱。在中医学中，"壮阳"主要指提升阳气，但是补肾与壮阳却是两个不同的概念，补肾主要指强身健肾，补肾阳、补肾精。韭菜性温，入肾经，有很好的补肾作用，对于阳痿、早泄等都有一定的帮助。为何韭菜"壮阳"功效不明显却还被称为"壮阳草"呢？这主要是由于当韭菜与有壮阳作用的食物合理搭配的时候，能将功效发挥得淋漓尽致。

2. 韭菜食疗方

（1）韭菜炒鲜虾

虾有很好的壮阳作用，与韭菜搭配，实乃壮阳补肾的最佳搭档。

材料：鲜虾 300 克，韭菜 150 克，米酒、辣椒、葱、蒜适量。

做法：将韭菜清洗干净，切成段备用；鲜虾洗干净后，将虾线挑出，也可进行鲜虾开背，去除虾线后，将米酒均匀地涂抹在鲜虾上，腌制 10 分钟；将腌制好的大虾过一遍水，捞出备用；起锅烧油，放入辣椒、葱、蒜，大火翻炒，再加入鲜虾，继续翻炒，虾变色后加入韭菜，继续大火翻炒，熟后装盘食用。

（2）山药韭菜烤羊肾

动物的肾脏大多数都有壮阳的作用，其中羊肾的作用比较好。

材料：羊肾 1 对，韭菜 100 克，山药 100 克。

做法：将羊肾洗净切成厚块备用；韭菜清洗干净，切成长段；山药去皮后切成斜方块状备用；将山药铺于盘底，再放上羊肾，刷一层油，撒上孜然粉等调料，最后在最上方及周边摆满韭菜，也刷上一层油，放入烤箱中，烘烤 10 ~ 20 分钟，开箱后端出即可食用。

第二节 葛花解酒力量强

1. 葛花的功效

葛花是一味中药，在中医学中是解酒类药物的代表，直到现代应用也非常广泛。葛花性平，味甘，归胃经，有解酒毒、醒脾和胃的作用，对于饮酒后的呕吐、头晕、头痛都有很好的治疗效果。现代研究对葛花进行了成分分析，发现葛花中含有皂角苷、异黄酮等成分，这些成分不仅可保护胃黏膜，还能有效地减少酒精在胃肠的吸收。因此，现代研究也充分证明了葛花的解酒功能。

葛花虽然有很好的解酒作用，但也要注意必须遵医嘱服药。心率较慢及血压偏低的人应慎重使用葛花。

2. 葛花解酒方

（1）葛花食疗方——葛花解酒茶

葛花解酒茶是常见的解酒茶，其主要成分是葛花、万寿果、枸杞子、葛根丁、菊花、桂花、酸枣、陈皮、人参。

（2）葛花验方——葛花解醒汤

其实，古代就有一个非常完善的解酒方子，就藏在《兰室秘藏》中，那就是葛花解醒汤。

组成：葛花 15 克，木香 6 克，砂仁 6 克，茯苓 10 克，猪苓 10 克，人参 10 克，白术 10 克，豆蔻 6 克，青皮 10 克，陈皮 10 克，神曲 10 克，干

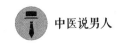

姜 10 克，泽泻 10 克。

功效：化酒醒肝，温中和胃。主要用于饮酒过度造成的眩晕呕吐、心神烦乱。需在专业医生的指导下使用。

葛花解醒汤是最重要的解酒经典方剂之一，流传至今。

3. 葛花解酒的美丽传说

关于葛花解酒的功效，有两个美丽的传说。

第一个传说相对简单一些，相传山野中有一户人家，在山花烂漫之际，从院中取出了一坛自家酿造并陈封多年的好酒，准备招待远道而来的客人。家主将酒坛打开后，瞬间酒香四溢。好巧不巧，一阵清风吹过，几片野花落进坛中，酒的香味很快便消了许多。家主取碗将酒倒出来一些尝了一口，发现酒味果然淡了很多。后来经人相告，原来飘进坛中的花名叫葛花。自此以后，人们便发现了葛花解酒的功效。

第二个传说就有趣多了。相传，有一个名叫张三江的人开了一个酒铺。张三江是一个不良商贩，经常在卖的酒里兑水欺骗买家，还是出了名的吝啬鬼。有一次，张三江到城里进了两大坛烧酒，挑着担在回家的路上经过一座小桥时不小心摔倒了，两个酒坛掉在地上摔破了，坛中的烧酒四处流淌。张三江一看，心疼得要命，趴在地上就大口喝了起来。张三江一来心疼酒，二来喝得太快太多了，一下子就醉得不省人事。这时一个路人经过，赶紧将他挪到桥下的溪水中，想让他清醒一些。路人将其安置好以后赶紧去叫大夫，奇怪的是等大夫赶过来时，张三江已经清醒了。大夫问其原因，张三江说："我也不知道怎么回事，只知道被人放入溪水中后，身体被凉水激了一下，稍有了些意识，我就又喝了点溪水，没想到这么就酒就解了。"大夫也觉得奇怪，仔细观察后发现原来溪水边长着很多葛花。葛花解酒的功效也因此被发现了。

第三节　洋葱，含前列腺素的美味

洋葱被誉为"蔬菜皇后"，洋葱的原产地是中亚、西亚地区，我国首次出现洋葱是在西汉，张骞出使西域从西域带回很多物品，根据史料记载，其中就有洋葱，并且在西汉就已经有种植洋葱的记载了。在现代生活中，洋葱是一种使用非常普遍且价格比较便宜的蔬菜，也是许多家庭的常备菜。在很多国家的饮食中，洋葱都是不可缺少的食物。俄罗斯人尤其喜爱洋葱，他们认为洋葱具有强身治病的功效，有研究认为一般情况下，一个重80～100克的生洋葱，所含的维生素和矿物质就可以满足人体一天的正常需要，因此在俄罗斯人的饮食中，洋葱是必不可少的，比如著名的罗宋汤，其中的食材就有洋葱。

1. 洋葱的功效

洋葱最宝贵的地方在于它含有前列腺素，并且是目前已知的唯一一种含有前列腺素的蔬菜，想要了解洋葱，那么我们首先需要了解什么是前列腺素。前列腺素是一种具有生理活性的不饱和脂肪酸，对于男人来说非常的重要，它可以让睾丸激素分泌增多，增加精子的数量、提高精子的活力，还可促进男性的生殖器平滑肌收缩，使男人射精时更加有力气。前列腺素还可抑制胃酸分泌，对胃肠道有很好的保护作用，也可刺激胆汁的分泌，增进食欲。

除了上述的作用以外，洋葱还具有多种功效，可以降低男性冠心病的患病风险，因为前列腺素可以使血管平滑肌松弛，使血流阻力减小，降低

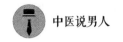

血液黏稠度，预防血栓的形成，经常食用洋葱可让血管更加通畅。洋葱中所含有的植物杀菌素及大蒜素等有很强的杀菌能力，可有效预防感冒，即便是面对流感，洋葱也会起到很强大的保护作用。但是有皮肤病及眼部疾病的人不可食用，否则会加重病情。

2. 洋葱经典食疗方

（1）洋葱炖牛肉

牛肉与洋葱的搭配可以用天衣无缝来形容，具有较强的健脾益肾、补气养血、强筋健骨的功效。

材料：牛肉 300 克，洋葱 100 克，姜、葱适量。

做法：姜洗净去皮，剁成末备用，葱洗净后切段备用；洋葱去掉外皮后切成片状；牛肉用利刀横切成薄片；将姜末、小苏打粉、精盐、酱油、料酒、砂糖等配料放入大碗中，加清水搅匀，倒入牛肉片混合均匀，再加入淀粉，搅匀后再加适量花生油拌匀；起锅烧油，待油半沸，放入搅匀的牛肉片，用锅铲迅速翻炒，大约 10 秒后盛出；将洋葱倒入锅中爆炒约 20 秒后放入牛肉片炒匀；加适量清水，小火慢炖 2 小时；将适量蚝油、酱油、精盐、砂糖、胡椒粉、香油倒入小碗中，加清水约 200 毫升，搅匀调成汁，出锅前将调好的汁倒入锅中，迅速搅拌均匀，最后大火收汁即成。

（2）洋葱拌木耳

这个食疗方还有一个别名叫"黑白分明"。洋葱与木耳结合具有很好的补肾功能。

材料：木耳 150 克，洋葱、青椒各半个。

做法：将木耳泡发后洗净控水；洋葱去皮、切丝，用冷水浸泡 5 分钟以减轻辣味，增加爽口感；青椒洗净切成丝；将一锅水烧开，把木耳放入锅中，煮熟后盛出过一下凉水；将洋葱、木耳、青椒拌匀，最后依据个人口味调入香油、醋、生抽等调料并搅拌均匀就可以食用了。

第四节　松子助排便

1. 松子的功效

松子，在坚果成员中营养价值很高，被誉为"坚果之王"。松子中含有丰富的蛋白质、脂肪、钙、铁等营养物质。李时珍的《本草纲目》中有关于松子的记载，海松子释名新罗松子，味甘，性小温，无毒，主治"骨节风，头眩，去死肌，变白，散水气，润五脏……逐风痹寒气，虚羸少气，补不足，润皮肤，肥五脏，主诸风，温肠胃，久服轻身，延年不老"。可见松子的营养价值极高，也是延年益寿的佳品。

中医学认为松子具有滋阴润燥、扶正补虚的功效，润肠通便效果较佳。现代研究发现，松子含有丰富的脂肪及挥发油，能起到润滑肠壁的作用，促进大便的排出。松子的润肠通便作用十分缓和，不伤正气，因此对于经常便秘的人来说，松子是润肠通便的不二之选。

除了润肠通便，松子还有许多药用价值。第一，松子具有抗衰作用，松子中含有丰富的维生素 E，具有强大的抗氧化功能，可保护细胞的完整性。第二，松子可保护心血管系统，松子中含有丰富的亚油酸，能起到软化血管、降低血液黏稠度的作用。第三，松子中含有丰富的不饱和脂肪酸，可增强脑细胞代谢，对脑细胞功能及神经功能起到维护作用。事实上，不仅仅是不饱和脂肪酸，松子中的很多物质都对大脑有很好的补益作用，是脑力劳动者的健脑补品，也可预防老年痴呆。

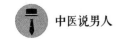

2. 松子食疗方

松子的食用方法多种多样，在古代，人们就将松子制成糕点进献给皇上。苏州粽子糖就是用松子仁制成的，口感极好。下面为大家介绍两个美味可口的食疗方。

（1）松仁玉米

松仁玉米是一道来自东北的名菜，松子仁与玉米搭配，再配上胡萝卜和青豆，整道菜含有丰富的维生素，不仅有美容养颜的作用，还可润肠通便。

材料：玉米 400 克，松子仁 100 克，胡萝卜 100 克，青豆 50 克。

做法：将玉米洗净后掰下玉米粒；青豆淘洗干净，胡萝卜洗净后切丁备用；向淀粉中加一点水兑成水淀粉备用；锅中烧开水，将玉米粒、青豆放入锅中，煮 10 分钟左右，捞出备用；锅内倒入适量油，烧至七成热后倒入胡萝卜丁翻炒 1 分钟，倒入松子仁，改中火快速翻炒至松子仁颜色稍变黄，随即倒入玉米粒和青豆，大火翻炒 2 分钟，加入盐、味精、水淀粉及适量的糖（根据个人口味调配），待水淀粉稍凝固即可盛出食用。

（2）松子粳米粥

粳米是粗粮，搭配松子熬制成粥，有很好的补虚、润肺、润肠的作用。

材料：粳米、松子仁、冰糖适量。

做法：将粳米洗净，加水浸泡 20 分钟，倒入锅中大火煮开，改小火煮至米粒熟软；将松子仁洗净，放入粥内同煮，再加入冰糖调味，待冰糖溶化即可关火盛出食用。

第五节　黑豆补肾

1. 黑豆的功效

在古代，有些地区认为黑豆是一种上不了台面的食物，所以有钱人家是不吃黑豆的，生产出来的黑豆多是穷人或牲畜食用。到了明代，李时珍发现穷人吃了黑豆干农活时有力气，牲畜吃了黑豆后极少生病且力大无穷，于是开始了对于黑豆的研究。他在《本草纲目》中写道："豆有五色，各治五脏，唯黑豆属水性寒，为肾之谷，入肾功多，故能治水、消胀、下气，制风热而活血解毒……"后来，民间赞美黑豆称"食黑豆，病不招"。

黑豆是药食同源的佳品。黑豆性平，味甘，入脾、肾经，具有很好的补肾功效，对于各种水肿、肾虚病症有一定的疗效。黑豆中含有丰富的不饱和脂肪酸及丰富的维生素，对人体有较多益处。

（1）补肾

黑豆的外形很像肾脏，外皮呈黑色，无论从五色补五脏、黑色入肾来讲，还是从以形补形来看，黑豆都是补肾的佳品。常吃黑豆可以补肾，滋养肾阴，但是有畏寒怕冷、四肢冰凉等症状的肾阳虚人群不宜过多食用黑豆。

（2）美容养颜

黑豆又被誉为"皮肤保鲜剂"。中医学认为，皮肤的光泽及弹性来源于肾气的滋养，黑豆在补肾的同时对皮肤也起到了很好的滋养作用。黑豆中含有丰富的维生素 E，可有效阻止细胞氧化。黑豆还含有天然的美白剂——维生素 C，有美容养颜的作用。

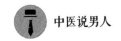

2. 黑豆食疗方

（1）凉拌黑豆

通过凉拌将黑豆的口感提到最佳，也可最大限度地发挥黑豆的功效，与青椒等食材相结合，在补肾的同时还可补充维生素。

材料：黑豆 200 克，青椒 1 个，山药 100 克。

做法：锅中加水煮沸，倒入黑豆，立即关火，让黑豆在水中浸泡 4 小时，捞出黑豆；将锅洗净后再次加入清水，放入各种香辛料，比如八角、陈皮、干辣椒、花椒粒、桂皮等，加入适量的盐，再将黑豆倒入，煮至软烂；将山药切成厚片，放入锅中煮熟后捞出备用；将青椒洗净后切成小块放在盘中备用；将煮好的黑豆、青椒、山药全部拌匀，加适量的盐、醋、香油等调味后即可食用，还可根据个人口味喜好放入香菜末等。

（2）黑豆浆

黑豆浆中含有丰富的蛋白质，作为早餐来饮用也非常合适。

材料：黑豆 50 克。

做法：将黑豆用清水洗净，放在碗中，加水至没过全部豆子即可（夏天天气炎热，可以放入冰箱保存），如果希望在早上食用，建议前一天晚上将黑豆泡好；将泡好的黑豆沥干，放入豆浆机中，加入适量的水，打成豆浆即可饮用。

第六节　牛肉健脾养胃热量低

1. 牛肉的功效

牛肉是我们生活中常见的食物，也是吃火锅时必不可少的食物，很多喜好健身的人也喜欢吃牛肉，可见牛肉非常受欢迎，因此有人把牛肉称为"肉中骄子"。中医学认为牛肉有补中益气、滋养脾胃、强健筋骨的作用。现代营养学认为，牛肉含有丰富的蛋白质，且脂肪含量低，可提高人们的免疫力。

牛肉一般可分为黄牛肉和水牛肉，这两者在功效上有一定的差异。《韩氏医通》中提道"黄牛肉，补气，与绵黄芪同功"，黄牛肉以补气的作用为主；《滇南本草》指出水牛肉"能安胎补血"，水牛肉可补血。但两者都有补养脾胃的作用，比如《本草纲目》就指出，二者皆能安中益气、养脾胃。

2. 牛肉食疗方

牛肉的食用也十分讲究，其一，不可将牛肉反复冷冻或者加热；其二，在挑选牛肉时应特别注意牛肉的质量；其三，牛肉不宜与其他肉类共同烹饪。这里给大家介绍两个常见的牛肉食疗方。

（1）山药枸杞牛肉汤

山药可平补肺脾肾；枸杞子具有补血、滋肾的功效；牛肉滋养脾胃。三者相互搭配，具有健脾补虚的功效。

材料：鲜山药 100 克，枸杞子 20 克，牛肉 300 克，姜、葱适量。

做法：将牛肉洗净后切成块；锅中加入适量的清水烧开，加姜片、葱段、切好的牛肉放入锅中，焯水后冲洗去除血沫；将山药洗净去皮，切成长段；将枸杞子用温水清洗控干，备用；砂锅一次加足水，放入牛肉大火烧开，将浮沫撇出，然后加姜片、料酒、葱段；大火烧开后转小火煲40分钟；放入山药段、枸杞子，再用中火煲30分钟左右，根据个人喜好可加入香菜等调味，出锅即可食用。

（2）土豆炖牛肉

土豆炖牛肉起源于匈牙利的一道名为"古拉希"的传统名菜。土豆健脾和胃，与牛肉搭配制作，其健脾养胃效果更佳。

材料：牛肉300克，土豆2个，洋葱、西红柿各1个，胡萝卜半根。

做法：将牛肉用温水清洗干净，切块，冷水下锅，待水烧开后2分钟焯出备用；将土豆及胡萝卜去皮，清洗干净，切成块状，洋葱去皮后切成片状，西红柿洗净后，切成小块，均备用；起锅放油烧热，先将焯水后的牛肉煸炒一下，放入老抽、料酒及一小勺白醋，接着将洋葱、西红柿放入锅中，撒一勺白糖继续翻炒，可适当撒入一些胡椒粒炒匀；放入葱姜，倒入足够的热水，中火烧20分钟，然后改小火炖1小时左右；放入土豆、胡萝卜块，加入适量盐继续炖20分钟左右，等到肉烂、汤汁黏稠就可以出锅食用。

想要健身增肌的男士，可以常食牛肉，脂肪含量低，又能满足口舌之欲。

第七节　人到中年伤不起，保温杯里泡枸杞

关于枸杞的传说有很多，相传西方的商贾来到我国后在客栈遇到了两位喝茶的女子，商贾见女子尚在妙龄之年，便上前搭讪，没想到一问才知两女子竟已百岁，商贾问及长寿的秘方，两女子便指了指身后的枸杞，后来枸杞传入西方，很多西方人称枸杞为"东方神草"。

1. 枸杞子的功效

有句非常流行的话叫"人到中年伤不起，保温杯里泡枸杞"，保温杯和枸杞子似乎成了很多中年男性的标配。枸杞子味甘，性平，有补肾益精、养肝明目的功效，临床上用于肝肾不足之遗精、腰膝酸痛、头晕目眩等。有研究发现，单用枸杞子一味药，蒸熟嚼食，每日吃 3 次，每次吃 10 克左右，对于糖尿病前期有一定的疗效。枸杞子含有非常丰富的营养元素，比如类胡萝卜素、氨基酸、维生素 C 等，可以促进身体的新陈代谢，帮助身体及时排出体内的毒素。但需要提醒的是，在食用枸杞子时，应做到少量多次，否则可能会阻碍其他营养物质的吸收，一般来讲每次食用枸杞子的时候最好不要超过 20 克。枸杞子虽好，可也不是人人皆可食之，脾胃虚弱、消化不良的人群在炎热的夏季吃枸杞子可能会出现食欲下降、胃脘满闷、吐酸水等现象。

2. 枸杞子食疗方

枸杞子可以用清水冲洗干净后放在嘴里干嚼，但更多人会用来代茶饮，

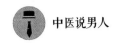

这里为大家介绍两个泡茶方。

（1）枸杞饮

材料：枸杞子适量。

做法：先将枸杞子清洗一下，清洗的时候最好用凉开水，水温过高会让枸杞子的营养流失；清洗完毕之后将枸杞子捞出来，放到茶壶里，然后加入45～60℃的温水（水温太低，枸杞子的功效不能更好地发挥出来，但是如果水温过高会破坏枸杞子中的营养成分，口感也会有改变），盖上盖子，10分钟后枸杞子的香味出来了，这个时候饮用最佳。

（2）枸杞决明子茶

枸杞本就有养肝明目的作用，搭配决明子可使养肝效果更佳。

材料：枸杞子、炒决明子各5克，蜂蜜适量。

做法：把炒决明子及清洗过的枸杞子一起放入煮锅中（也可使用养生壶），加适量水，大火煮开后，转文火再煮15分钟，煮好后依个人喜好加入适量蜂蜜调味即可饮用。

第八节 西红柿养精子

西红柿，也就是我们常说的番茄，是一种从国外引进的食物，古代医家、营养学家们看到西红柿的第一眼，就踏上了西红柿的研究之路。

1. 西红柿的功效

《陆川本草》载，西红柿"健胃消食，治口渴、食欲不振"。现代营养学分析发现，西红柿中富含维生素 A、C、B_1、B_2，胡萝卜素，以及钙、磷、钾、镁、铁、锌、铜和碘等多种矿物质，还含有蛋白质、糖类、有机酸、纤维素等。西红柿可强精益气，有助于提高精液质量、增强精子活力，对精子起到强化作用，还可预防前列腺癌的发生。因此，西红柿也被誉为"菜中之王"。很多人会将"提高精子质量"与"壮阳"混淆，但其实这是两个完全不同的概念，需要注意区分。

由此可知，西红柿并不具备壮阳的作用。

另外，西红柿消暑解渴的功效可与西瓜媲美，多吃西红柿还可以起到养颜美容的作用。西红柿汁与山楂汁混合饮服，每日 2 次，可治疗胃热、口干舌燥等。

中医学认为，西红柿性微寒，味甘、酸，肠胃虚弱者不宜多吃。除此之外，在食用时也有许多禁忌及注意事项：空腹时不宜食用，因为空腹时胃酸分泌量增多，而西红柿中含有大量可溶性收敛剂等成分，与胃酸结合易形成不溶于水的块状物，所以空腹吃西红柿可能会引起腹痛，造成胃部不适、胃胀痛；不宜吃未成熟的青色西红柿，未成熟的青西红柿口感苦涩，严重的时候还会出现中毒现象，这主要是由未成熟西红柿中含有的茄碱所致；在身体完全健康的情况下夏季可生吃西红柿补充维生素 C，脾胃虚寒及月经期间的妇女不宜生吃；西红柿在烹饪过程中加热不宜超过 30 分钟，否则会破坏西红柿中的营养物质，降低西红柿的食用价值。

2. 西红柿食疗方

西红柿可以做成哪些美味呢？

（1）番茄鱼

西红柿与鱼类搭配，不仅可使鱼类的鲜香之气更加浓烈，还可在提高精子质量的同时补充丰富的蛋白质。

材料：鲜鱼 1 条，西红柿 2 个，葱、姜、蒜等适量。

做法：将西红柿清洗干净，用刀在顶部切一个"十"字，放入沸水中焯 2～4 分钟，然后取出就可轻松将西红柿皮剥掉了；将 3/4 的西红柿切成小丁用于制作西红柿酱，剩下的切成片备用；将鲜鱼处理后清洗干净，按照纹理切成片；将鱼片放入碗内，加入料酒、盐、白胡椒粉等，腌制 30 分钟；锅内倒少量油，烧热后下入切好的西红柿丁，不断翻炒，加盐调味，待西红柿完全炒熟变稠后捞出备用；将葱白切成段，葱叶切成花，锅内倒油，烧热，下姜、蒜、葱段爆香，然后下切好的西红柿片翻炒片刻，倒入适量清水烧开，加入白糖、盐调味；水沸后先下入鱼头和鱼骨煮熟，将煮熟的鱼头和鱼骨捞出放入碗中，再下入鱼片，将煮熟的鱼片也捞出放入碗中，最后将汤汁倒入碗内，撒上葱花即可食用。

（2）糖拌西红柿

在夏天，将糖拌西红柿作为一道凉菜，不仅可以增加食欲，还可以消除烦渴。

材料：西红柿 2 个。

做法：将西红柿清洗干净后切成薄薄的片状，平铺在盘子中，然后均匀地撒上适量白砂糖，即可食用。

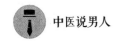

第九节　南瓜子，睾丸素含量高

先给大家讲一个美丽的故事。相传在很久很久以前，有一座山叫南山。南山脚下住着一户人家，家中有一对年迈的老人，还有个勤劳、聪慧、美丽、善良的女儿名叫黄花。日子虽然清苦，但一家人也能勉强吃上饱饭，可不巧的是遇到了连年灾荒，一家人很快就揭不开锅了。黄花的父母本来身体就不好，又经常挨饿，于是双双病倒在床。一天，黄花上南山劳作时发现了两只扁圆的野瓜，就把它们摘了回来，煮成粥给父母吃。两个老人吃了香喷喷的南瓜粥后，很快就有了力气，病也好了。黄花非常有心，就把野瓜的种子留了下来，第二年春天的时候种到了地里。由于瓜是从南山上采来的，于是就取名叫南瓜。

后来，黄花嫁给了隔壁村的一个书生，因为家里太穷了，父母只陪嫁了一车南瓜和一堆南瓜子。书生在成家以后读书越发努力，心中祈盼能早日考取功名让父母妻子过上好日子。可是，书生由于经常挑灯夜读，身体开始消瘦，头发枯黄，面如土色，加上书生和黄花成亲两年后还没有怀上孩子，便请了村里的郎中来瞧瞧。郎中诊后说黄花身体无碍，但书生身体亏虚较重。可家中实在没有其他的东西了，黄花无奈，只得把南瓜子剥开后，磨成粉调成糊糊给丈夫吃。没想到书生吃了半个月后，整个人像枯木逢春一般有了力气，精气神也足了许多，而且没过多久，黄花就怀上了孩子。

1. 南瓜子的功效

南瓜是一种常见的食物，南瓜子也是宝贝。南瓜子最显著的功效之一就是可以改善人体的生殖系统功能，改善前列腺增生。

现代研究发现，南瓜子对促进睾丸素生成有一定的帮助。南瓜子中含有大量的锌，这是男性生殖系统非常需要的微量元素之一，参与精子的生成、成熟、激活、获能等一系列过程，因此对于精子数量的增加、男性生殖系统功能的提高等有一定的作用。经常吃南瓜子，还可以预防前列腺疾病，对于高脂血症、高血压也有一定的预防作用。所以对于男性来说，南瓜子是价廉但实用的保健之品。

2. 南瓜子食疗方

南瓜子怎么做才好吃呢？可以将南瓜子做成"南瓜子酥"。

材料：南瓜子仁、白糖适量。

做法：将南瓜子仁炒熟，放入烤箱里100℃保温；热锅下油，倒入白糖，小火翻炒，炒至糖溶化并变成金黄色，加入清水，小火熬煮，边煮边搅拌，熬至糖浆滴到凉水里能马上凝结的程度，此时迅速倒入南瓜子仁翻拌，然后将拌好的南瓜子仁倒在高温布上擀平，趁热切割，放凉即可，食用时酥脆爽口。

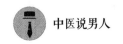

第十节　蓝莓，让精子动起来

　　世界多国都有关于蓝莓的传说。在我国，据说古时张村有一个小伙子叫田牛，他二十有七，因患有眼疾迟迟无法定亲。邻村人好不容易给田牛说了媒，终于促成了一桩亲事。可是一年又一年过去了，田牛始终没有如愿抱上儿子。一日，田牛去山上砍柴时遇见一位老者，田牛向老者诉说了自己的故事，老者指了指左边，说："你的福祉就在那方，蓝黑色的食物可助你早日脱离苦难。"田牛开始各处寻找蓝黑色的果子，功夫不负有心人，田牛在食用了蓝黑色果子的几个月后，妻子便顺利有孕。渐渐地，田牛的眼睛也变得明亮了。

1. 蓝莓的功效

　　很多人知道蓝莓有保护眼睛的作用，但其实蓝莓的作用还有很多。

　　（1）提高精子活力

　　蓝莓中的槲皮素能够保护精子，而白藜芦醇则能够起到改善精子活力的作用，备孕中的男性可以多吃些蓝莓。

　　（2）预防心脑血管疾病

　　蓝莓中所含的果胶可以稀释人体血液中的脂肪含量，从而可以保护心脑血管；蓝莓中的花色苷有很强的抗氧化性，可延缓细胞的退行性改变，对预防大脑病变、动脉硬化等疾病有一定的效果。因此，蓝莓具有降低心脑血管疾病患病风险的作用。

（3）延缓衰老

蓝莓中含有丰富的抗氧化剂，可以延缓人体的衰老。蓝莓中维生素的含量非常高，人体摄入丰富的维生素有助于提高细胞的活性，从而达到延缓衰老的效果。

（4）防止便秘

蓝莓中的水溶性膳食纤维可以促进肠道蠕动，每天吃蓝莓可以有效缓解便秘。

2. 蓝莓食疗方

（1）蓝莓山药

这是一道家常的江南美食，山药与蓝莓是一对完美的搭档。

材料：山药400克，蓝莓酱2匙，牛奶和蜂蜜适量。

做法：山药带皮清洗干净，切成段放锅中隔水蒸熟，削去皮；用勺子把山药压成泥，加一点点盐（山药泥会更甘甜），如果山药太干，可以适当加些牛奶稀释一下；将山药泥装入裱花袋中，挤成自己喜欢的形状，如果没有裱花袋，可以直接放到盘中；蓝莓酱加适量清水和蜂蜜调和均匀，淋在山药泥上装盘即可食用。

（2）蓝莓酱

将蓝莓做成酱后可以搭配多种面包、甜点，便于保存，并且方便食用。

材料：新鲜蓝莓、柠檬适量。

做法：用榨汁机将柠檬榨汁备用；新鲜蓝莓清洗干净后用勺子压碎，放入小锅中并加入适量的白糖（依据个人口味），将白糖与蓝莓拌匀放一旁静置，直到白糖溶化、蓝莓出现很多汁水；白糖与蓝莓融合的汁水用大火煮开后转小火慢慢熬煮，熬煮时要不停地搅拌，防止糊锅；汁收至浓稠后倒入柠檬汁，再继续熬煮5分钟就可以关火了，蓝莓酱放凉后装入经过消毒的玻璃瓶冷藏，即可随时食用。

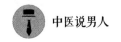

第十一节　深海鱼，降"三高"

深海鱼，主要指生活在深海区域的鱼。深海鱼的营养价值是有目共睹的，首先，它受到的工业污染的伤害较淡水鱼少；其次，生活在深海令其所含的矿物质等营养物质更加丰富。深海鱼主要包括加力鱼、马加鱼、红利鱼等十余种，它们肉质雪白、细腻，不仅营养丰富，吃起来也十分美味。

1. 深海鱼的功效

深海鱼含有丰富的氨基酸，对于人类来说确实是宝贵的食物，可以预防动脉粥样硬化，减少心脑血管疾病的发生。深海鱼中含有不饱和脂肪酸，可以使血液的流速加快，降低血脂水平，同时也有降低血压的作用。对于长期吸烟的男性来讲，深海鱼有助于降低吸烟对人体的伤害。它还可以提高免疫力，深海鱼中含有丰富的矿物质和蛋白质，可以提高我们身体的免疫力，促进营养均衡，增强体质，减少病邪入侵的机会。深海鱼中含有的DHA 能促进大脑智力的发育，男性食用可有效缓解大脑疲劳及焦虑情绪，老年人食用有助于预防老年痴呆。

食用深海鱼虽然好处很多，但是对于敏感体质的人来说则不宜食用，以免产生过敏的情况。深海鱼打捞出来后一般会进行冰冻保存，在挑选深海鱼的时候应注意其颜色的变化，不可食用已经变色或者变质的深海鱼。市面上有许多"深海鱼油"类营养品在售卖，且价值不菲，挑选时应注意辨别真伪。

2. 深海鱼食疗方

（1）清蒸虎斑鱼

虎斑鱼是生活中经常可以吃到的深海鱼，肉质白嫩，清蒸可以保留其原汁原味。

材料：虎斑鱼 1 条，青红椒、葱、姜等适量。

做法：将虎斑鱼处理后清洗干净，除去内脏；用盐搓鱼身，注意内外都要搓到，再放入一勺料酒、糖、白胡椒抓匀，静置 15 分钟；葱切段，姜切片，另取适量姜、葱、青红椒切丝备用；沿着鱼身左右各切上一刀，要切得深一些，在鱼腹中及鱼背切开的地方放入葱段、姜片，浇一勺料酒，上锅蒸 8 分钟；用筷子夹走姜片、葱段，将鱼放在盘中；葱、姜、青红椒切丝，放到鱼身上；将蒸鱼豉油浇在鱼身上，再浇上蒸鱼时沥出的汁；锅中加油大火烧开，将热油浇在鱼身上，即可食用。

（2）酥炸多利鱼

市面上的多利鱼一般是冷冻的鱼排，不需要进行过多的处理，通过煎炸将多利鱼变得香酥入口即可。

材料：多利鱼 4 片，面包 1 个，面粉、米酒适量。

做法：把面包削成碎屑备用；准备用餐前 10 分钟，把冷冻的多利鱼取出冲水解冻（过早解冻会影响其口感），几乎快完全解冻时（不能全解冻），用厨房纸巾压干；在多利鱼上抹一点米酒和盐，将面粉和做好的面包屑放到盘子中拌匀，然后把整只多利鱼全部裹上粉屑；将食用油倒进热锅（可以煎炸半只鱼的分量），将裹好的多利鱼炸到快变黄时捞起沥干，搭配番茄酱吃，味道鲜美。

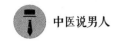

第十二节　石榴，越吃越有活力

据史料记载，石榴是张骞从西域引入我国的。石榴在我国民间被认为是"吉祥果"，掰开石榴会发现，颗颗石榴籽似红宝石，娇艳欲滴，因而石榴也被认为是多子多福的象征，也因此石榴被赋予了许多美丽的名字，如沃丹、安石榴、若榴等。石榴不仅观赏性强，口感好，营养成分也颇为丰富。

1. 石榴的功效

石榴果实中含有维生素 C、维生素 B 族、有机酸、糖类、蛋白质、脂肪，以及钙、磷、钾等矿物质，能够补充人体所需的多种营养成分。石榴全身是宝，石榴叶、石榴花、石榴根皆可入药。中医学认为，石榴性温，味甘、酸涩，入肺、肾、大肠经，具有生津止渴、止泻止血的作用。

多吃石榴，可以让男人重拾活力。石榴可以降低心脑血管疾病的患病风险，对于心脑血管具有保护作用，有助于增强血管壁强度和改善血液循环，长期食用还可以保护脑细胞，降低脑细胞的衰老速度，增强记忆力。石榴可以帮助人体在劳累的时候快速恢复，缓解疲劳。此外，石榴中还含有多种维生素，这些营养成分能帮助肌肤对抗氧化作用，在美白肌肤的同时还能增加皮肤的弹性与光滑度，起到很好的保湿补水作用。石榴的品种有许多，由于石榴籽不易消化，在选取石榴时，应尽量购买软籽石榴，这样既可以吃石榴籽，又可以保留足够的营养价值。

2. 石榴食疗方

石榴除了剥籽直接食用外，还可以和其他食材一起做成一些美味来食用。

（1）甜石榴西米粥

石榴与西米相结合，健胃提神，增强食欲，还有预防癌症的功效。

材料：石榴籽 100 克，西米 50 克，蜂蜜适量。

做法：西米洗净，锅中加水烧开，将西米放入锅中，略余后捞出，再用冷水反复清洗，沥干水分备用；取锅加入冷水，放入石榴籽，煮沸约 15 分钟，过滤去渣，加入反复清洗后的西米，待煮至沸腾后调入蜂蜜，煮至再次沸腾后关火，冷却后即可食用。

（2）石榴汁

这是最省力的一种石榴的吃法，可以保留石榴的原汁原味，还可以让自己更加有活力。

材料：新鲜石榴 2 个。

做法：先将石榴（红石榴出汁率更高）剖开，去皮取籽；将石榴籽倒入榨汁机中，榨成果汁，冷藏后饮用口味更佳，也可以根据个人口味加入蜂蜜饮用。

第四章
男人要会玩

第一节　不会玩的男人太累太辛苦

有一位 50 岁的中年男性，工作努力，非常有责任心，不过平时没有什么爱好，后来因为工作压力大，晚上做梦时的情景总是与考试有关，或是考试结束的铃声响起时卷子还有一大半没做完，或是考试马上开始时发现准考证、身份证丢了，一着急就惊醒了，醒来的时候还满头大汗。事实上，这位男性做的梦就是压力与焦虑的体现，梦到考试是潜意识在以"重现"的形式释放过去的不良情绪。

会玩有助于压力的释放。男人可能很少会直接通过哭、逛街、找朋友倾诉的方式发泄，那么不妨培养一个兴趣爱好，以免压力像一座山一样压得自己喘不过气来。

会玩有助于事业的成功。玩是沟通能力的体现，是精神素养的体现，高质量的玩帮助人们在不知不觉中增加情怀阅历，和事业是相辅相成、相互促进的。

会玩可以活跃家庭氛围。和自己的爱人寄情山水，和孩子一起行万里路，能够让家庭生活充满生机。

所以，不会玩的男人太累太辛苦，找到一个爱好，一起玩起来吧！

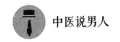

第二节　会把事业当成玩

　　四大名著之《西游记》妇孺皆知，唐僧师徒四人历经九九八十一难，其中的艰难险阻无须多言。咱们再来看一看书名，却是"游记"，而非"历险记"。把艰苦的事业当成一种游历，这是多么乐观的精神，想来这也是《西游记》是我国浪漫主义伟大作品的一种体现。

　　学会把事业当成玩，这样可以让心情更加愉悦，可以充分调动自己的积极性。一次到一个朋友家做客，看到朋友用的一个紫砂壶非常别致，非常有灵性，于是就向朋友问了它的来历。朋友说，这是他十几年前逛茶城时买的。一进到茶城里，他就感受到了环境中的那种幽静，连空气中都散发着浓浓的茶香气息，让人心情愉悦。走到一家卖紫砂壶的店，他被一把小壶深深吸引，只是拿在手里便感觉很有灵性，虽似是制壶人信手而成，但却有一种难以言说的艺术美感。老板说，这把壶是自己去瓷器店玩要时有感而做成的，没有第二把。朋友也是爽快人，马上买了下来。此后，每当朋友在工作、生活中遇到困难时，就用茶壶为自己泡一壶茶，仿佛又回到了那个幽静、散发着浓浓茶香的地方，心境自然就开阔了很多。

　　学会把事业当成玩，用轻松愉快的节奏去工作，像能工巧匠一样把工作中的每一件事情都当成自己的一件作品，像荷花观景者一样理清事业的脉络，一步步地不断地取得更大的成功。

第三节　会跟朋友玩

"人"字怎么写？一撇一捺，需要相互支撑。人是具有群体属性的，需要常跟朋友交流沟通，释放压力。

一次去拜访一位学者，他说"我"是什么？左边是禾苗的"禾"，右边是戈壁滩的"戈"，戈壁滩上的禾苗能活吗？所以，"我"是离不开别人，离不开朋友的。

说说伯牙绝弦的故事吧。伯牙善于演奏，钟子期善于欣赏。后钟子期因病亡故，伯牙悲痛万分，认为这世上再也不会有知音了，天下再不会有人像钟子期一样能体会他演奏的意境，所以就把自己最心爱的琴摔碎，挑断琴弦，终生不再弹琴。

这是朋友做到了极致的体现，他讲什么，朋友都能理解。我们为什么要学会跟朋友玩？因为我们需要被理解，需要将我们的喜怒哀乐讲给别人听。

一位有抑郁倾向的中年男士，郁郁寡欢，讲到什么都觉得没意思。后来，他的朋友利用休息时间带他去骑行，去爬山，其中一个朋友的家在农村，还带他一起去收了谷子。过了半年，他的身体棒多了，整个人也开朗了，做什么事都有兴趣了。

中医学讲，人有五神藏在五脏之中，心藏神，肝藏魂，脾藏意，肺藏魄，肾藏志。一个人身体强壮的时候，五种神志也很强壮。相反，身体弱的时候，五种神志也会非常弱。五种神志弱的时候，就会给身体"捣蛋"，

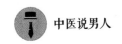

比如肾藏志，志就是志向、定力，肾气足的时候，我们做什么事情都有定力、有决心、有志向，更容易成功，相反，肾气弱的时候，就会没有定力、没有决心，又怎么能成事呢?

学会跟朋友玩，正确调节自己遇到的压力和不好的情绪，让心神宁静，让五神更强壮，让身体更健康。

第四节　会健康地玩

"人不风流枉少年"！从少年时走过，都曾觉得有大把大把的时光可以挥霍，都曾玩得不亦乐乎！

可是，当渐渐从青年进入中年再步入老年，还能像以前那样玩吗？还能每天熬夜看比赛、打网络游戏吗？当然不能。得注意身体了，得玩点健康的。

有位办公室职员是个"笔杆子"，经常书写各种文件，三十岁刚出头就有了胳膊痛、手抖的毛病。他自己总说，用杯子接水都能洒出来，也不敢写毛笔字，墨汁会滴得满纸都是。后来，医生建议他买两个核桃放在手里盘，盘了一个月后手抖的毛病果然好了许多。半年后，他的核桃还包浆隐隐变红了，一年后，他成了文玩核桃的专家，"狮子头""满天星"等都能如数家珍。

看，这是高质量的玩，要玩点健康的，玩出高水平。参加读书会，学套拳法，练习毛笔字，钻研象棋，等等，都是健康的爱好。有一个朋友，中年的时候就喜欢抱着棋谱琢磨，现在步入了晚年，已经在小区里罕逢对手，俨然是小区里的"象棋一霸"。他每天锻炼完身体，就端个茶杯在几个棋摊间穿梭，看看棋，下下棋，十局总能胜六七，那种高兴的劲儿他人岂能知晓？

会健康地玩，是为长寿做准备，也是为老年生活积累幸福。

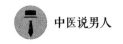

第五节　会玩要学苏东坡

男人可以学一学苏东坡，一个一生把玩发挥到极致的人。苏东坡一生中官运并不亨通，不断遭到排挤，不断被贬，但是他将人生当成了玩，玩成了文豪，玩成了青史留名。

1. 做实事

在工作生活中总会遇到一些人，八面玲珑，关键时刻不出力。这样虽然能得一时之利，却往往不能长远。所以，我们还是要脚踏实地地去做点实事。苏东坡就是这样，虽然仕途不顺，但是他每到一方，就为当地百姓做实事。例如，苏轼任龙图阁学士出任杭州知州，由于西湖长期没有疏浚，淤塞过半，苏轼来到杭州的第二年就率众疏浚西湖，用人二十余万，开垦田，恢复旧观，并在湖水最深处建立三塔（今三潭印月）作为标志。他让人将挖出的淤泥集中起来，筑成一条纵贯西湖的长堤，堤有六桥相接，以便人行，后人将它命为"苏公堤"，也称"苏堤"。

2. 爱诗词歌赋

苏东坡是有名的大文豪，在诗、词、散文、书、画等方面均为大家。如果说做官是他的主要工作的话，那诗词歌赋就是他的重要爱好。我们或许达不到苏东坡那样高的成就，也无法决定自己的出身，但是领略大自然的壮美风景，聆听美妙动听的音乐，从诗词歌赋中感悟生活，可以让我们的思想不会太过贫瘠，提高自我修养。

3. 爱美食

大名鼎鼎的"东坡肘子"与苏东坡颇有渊源。东坡肘子有肥而不腻、粑而不烂的特点，色、香、味、形俱佳，猪肘肥软适口，汤汁乳白，原汁原味，香气四溢，搭配酱油碟蘸食，滋味尤佳，尝过的人都难以忘怀。

男性在日常生活中也应走进厨房，做几道自己拿手的菜肴。有客人来了，亲自下厨露一手，客人惊叹，自己也定会颇为自豪。当然，爱美食只是打个比方，品茶、写字、自驾游等，有一个能让自己醉心的爱好便好。

4. 要大气

男人要大气，有格局。苏东坡在《念奴娇·赤壁怀古》中说"大江东去，浪淘尽，千古风流人物"，多么豪放，多么气势恢宏。没有宏大的气量，是写不出这样的诗的。我们在工作、生活中亦应如此，要不拘小节，谋划长远，这样就不会被小困难打倒，才能创造一个又一个成功，不断实现自我。

男人不易，是一个家庭的支柱，不能轻易倒下，所以要会工作，同时要会玩，会放松，还要有良好的心态，这样才能实现自我，创造幸福！

第五章
男人要够帅

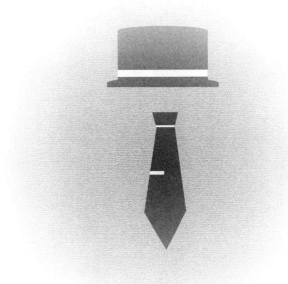

第一节　男人与啤酒肚

啤酒肚又叫"罗汉肚""将军肚"，现代人的生活水平逐渐提高，生活质量也越来越好了，在大街上随处可见挺着啤酒肚的人。很多人将啤酒肚与"富贵"连在了一起，殊不知将军肚已经成为威胁男性健康的一大"杀手"。

1. 为什么会有啤酒肚

一般来说，男性的腹围超过 90 厘米时就属于我们所说的啤酒肚了。有啤酒肚的人群中很大一部分同时患有不同程度的高血压、高脂血症、脂肪肝等疾病。

记得有一次聚会上，一个朋友说自己从来不喝啤酒，喝啤酒会变成啤酒肚。其实，啤酒并不是啤酒肚的主要元凶。那么大大的肚子里装的到底是什么呢？其实，啤酒肚主要是由于脂肪堆积造成的。

为什么男性容易有啤酒肚呢？一是长期久坐，腹股沟的位置受到压迫，血液流通不畅，多余的水分易在腹部滞留，影响体内气血运行，多余的热量会以脂肪的形式储存起来；二是失眠或睡眠质量不佳，当男性深度睡眠的时间减少时，激素的分泌也会随之减少，从而使脂肪堆积于腹部，并且随着年龄的增长越来越明显；三是饮食习惯差，经常食用脂肪含量高的食品，且在暴饮暴食之后安于享乐，缺乏锻炼，这样会使摄入的多余热量无法消耗；四是便秘，如果胃肠蠕动较慢，会使肠道内毒素、废物等被阻塞无法排出，也容易造成下腹部鼓胀。

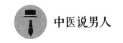

2. 预防啤酒肚，行动刻不容缓

啤酒肚会给男性带来哪些困扰呢？其一，腰围越大的男性越容易出现勃起功能障碍，且大腹便便给性生活造成了诸多不便；其二，会诱发高血压、冠心病等慢性疾病，肥胖人群的平均寿命也大大短于体重正常的人群。

（1）饮食控制

预防啤酒肚，要从饮食的源头控制。"三个少吃"：少吃油腻的食物，如炸鸡、烤串、膨化食品等；少吃高热量的食物，如蛋糕、奶油等；少喝酒，不喝酒，不醉酒，不酗酒。"三个多吃"：多吃蛋白质含量丰富的食物，如鱼肉、鸡蛋等；多吃新鲜的蔬菜水果及高纤维食物，促进肠道蠕动；多喝白开水，白开水是最好的减肥饮品。"一日三餐，不吃晚"：注重早餐及晚餐的质量，晚上尽早结束自己的晚餐，之后不再吃任何食物，减少胃肠的压力。

（2）睡眠控制

随着年龄的增长，男性的睡眠质量也会逐渐下降，因此要选择合适的方法，比如睡前喝一杯牛奶等，来加快入睡速度，提高睡眠质量，增加睡眠时间。

（3）简单实用的运动小技巧

锻炼身体是生命活动的常态，不仅可以起到强身健体的作用，还可以消耗全身多余的热量，减少脂肪堆积。下面为大家介绍几个简单实用的运动小技巧。

①旋转法：自然站立，挺胸收腹，两腿稍分开，两手叉腰，四指并拢在前，拇指在后压住腰眼，先按顺时针方向转动腰部 10 圈，再按逆时针方向转动 10 圈。

②腹部燃脂操：第一步，盘腿而坐，手握一重物，举起重物过头顶，同时呼气收腹，然后将手放回脑后，放松腹肌，做 8 ～ 12 次，放下重物；第二步，手举过头顶伸直，用上肢的力量带动全身用力站起，而后双手向

下，弯腰，用手指触碰足尖，然后身体逐渐直立，反复做 10 次；第三步，双手握在门框上，将身体重心放在上半身，然后用力收腹，单腿伸直上抬，使腿与躯干成 90°，停留片刻再缓慢放下，然后换另一侧，动作如前，反复进行 10 次。

③呼吸操：身体自然站立，左手轻按腹部，右手放在脑后，慢慢吸气，将腹部鼓起，憋住气片刻，再呼出，呼气时左手稍用力按压腹部，使腹肌逐渐放松，反复做 10 次。

④睡前腹部减肥四部曲：第一步，平躺在床上，双手在胸前交叉，使臀部紧贴于床，双腿微微向上抬，双脚离床，左右移动，反复做 10 次；第二步，平躺在床上，双手交叉放在脑后，双腿微屈，坐起时脑袋贴紧膝盖，重复 10 次；第三步，平躺在床上，双手交叉放置于脑后，两腿做骑自行车的动作，左右依次蹬腿，反复 10 次；第四步：平躺在床上，双腿伸直，两手在腹部轻轻从外往里按摩，逐渐进入睡眠状态。

无论是通过饮食还是运动的方法来减掉啤酒肚，必不可少的一个因素就是持之以恒，只有长期坚持，才可快快地甩走脂肪。

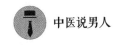

第二节　男人与头发枯黄、白头

　　头发是男性魅力的一种体现，一头乌黑发亮的头发总能使人看起来神采奕奕，因而当头发开始逐渐发黄、干枯时，很多男性会为此感到烦恼。

　　小张是一名长途汽车驾驶员，一年当中大半的时间是在车上度过的，虽然风吹日晒，工作很辛苦，但小张却依旧乐趣十足。可三十岁出头以后，小张渐渐地发现自己的头发变得发黄、起叉，两鬓甚至还出现了许多白头发。小张想了许多方法，换了很多种洗发液，可头发还是无法恢复以前的亮泽。这究竟是什么原因呢？

1. 头发枯黄、白头的原因

　　现在走在大街上，会发现头发稀少、须发早白的男士非常多。主要原因有以下几个方面：一是肾虚，中医学认为肾其华在发，发为血之余，肾精化生血液，营养毛发，肾精化生元气，促使毛发生长，当肾精不足时，头发也会出现营养不足；二是长期遭受辐射的伤害，如因工作长期接触电脑、雷达及 X 线等的人群易出现头发发黄；三是营养不良，在现代社会中很少有不能饱腹的人，但是很多人对于饮食并不讲究，常常饥饱不均，因而也会出现营养不良的状况，这时头发无法从身体中汲取足够的营养，就会逐渐发黄、干枯；四是长期工作压力大，在这样的状态下，头发不仅易发黄毛糙，还会出现变白的现象。

2. 保护头发这样做

　　头发是身体的一部分，有健康的身体才会有健康的头发，即便在工作很忙碌的时候，也应该按时吃饭，注意饮食均衡。要远离辐射，除了工作中的辐射以外，紫外线也是一种辐射，紫外线会使头发氧化，造成头发的干枯和断裂，因此在紫外线较强的时候应做好防晒措施。在特殊的有辐射的区域工作的人群，应根据要求穿防辐射服，戴防辐射帽子。

保护头发，补肾也是关键，可常用双手擦肾区，将双侧手心相对，相互摩擦，搓热之后，用手捂住腰后两侧的肾区，上下擦搓，可起到补肾的作用。也可按摩命门穴、关元穴等补肾大穴来补肾精。在饮食上，可食用黑豆、山药等补肾的食物，帮助头发保持乌黑润泽。

下面为大家介绍一个常用的乌发食疗法。

材料：黑芝麻粉 30 克，黑豆粉 30 克，红枣 6 枚，蜂蜜适量。

做法：红枣洗净去核；锅中加水适量，放入红枣，待水煮沸后加入黑芝麻粉和黑豆粉，搅拌均匀，放至微温时加入适量蜂蜜调味即可食用。

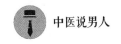

第三节　男人与秃顶

现代生活中，很多人都有脱发的困扰。头发是在不断生长、脱落的，如果头发掉落的速度超过了头发生长的速度，就会逐渐出现"秃顶"。很多男性会感慨，曾经那一头乌黑精神的头发，怎么慢慢地就没有了呢？

1. 男人肾虚，会脱发

从中医学角度来看，肾精充养毛发，毛发的营养来源于气血，而其生机则根于肾。肾藏精，主生殖，其华在发。肾气的强弱可以直接表现在头发上。人如果肾精充足，头发则发育正常，表现为浓密、光亮、柔润；反之，如果肾精不足，则表现为头发稀少、枯萎、无光泽。大部分情况下肾虚型脱发的主因就是精血不足，简单来讲就是我们常说的肾阴虚。

补肾是防治脱发的关键。肾阴虚造成脱发的时候，可在医生的指导下服用六味地黄丸等以滋养肾阴，肾精充足时，头发自然乌黑茂密。在饮食方面，要注意多吃益肾养血、生发护发的食物，比如黑芝麻等，平时可以经常用枸杞子等代茶饮。

黑芝麻是补肾的佳品，核桃在补脑方面是行家。黑芝麻核桃粥适合肾虚脱发的男性食用。

材料：黑芝麻 20 克，粳米 60 克，核桃 3 个，冰糖适量。

做法：将粳米洗净后用水浸泡 1 小时；核桃剥皮留仁，黑芝麻清洗干净，将核桃仁和黑芝麻打碎备用；将粳米、核桃仁、黑芝麻放入煲粥锅中，加入适量的水，煲 1.5 小时后加入适量冰糖，继续煲半小时即成。

2. 男人雄激素分泌旺盛，会脱发

男性脱发造成秃顶的主要原因是体内的雄激素分泌过于旺盛。体内雄激素分泌过于旺盛时，人体的背、胸、头面部就会分泌过多的油脂，如果头顶的毛孔被油脂堵塞，会使头发出现营养障碍，最终导致脱发，造成秃顶。虽然秃顶会在一定程度上影响美观，但是塞翁失马，焉知非福，在其他方面相对是有些益处的，比如秃顶的男性体内的胆固醇不容易在血管内堆积，这就在很大程度上避免了动脉粥样硬化，从而减少了心血管疾病的患病风险。如果体内雄性激素较多，也会促进蛋白质的合成，患骨质疏松症的概率相对较低。另外，有研究发现秃顶的男性更加长寿。

3. 预防脱发这样做

秃顶虽然一般不会影响身体健康，但会给男性的生活造成一定的困扰。那么在生活中，预防脱发需要注意哪些问题呢？

（1）常梳头

头为诸阳之会，头部穴位较多，常梳头可以促进头部血液循环，给毛发提供充足的营养。梳头时应尽量选用黄杨木梳等木质发梳，不宜使用塑料梳子，因为使用塑料梳子梳头时容易产生静电，给头皮和头发带来不良刺激。梳头还有几个小技巧，首先，早上和晚上都应梳发，早梳发帮助填满一天的能量，晚梳发有助于保证良好的睡眠；其次，要更换梳发方向，如果梳发的方向持续不变，头发常被梳分的地方会长时间受到日光的照射，从而使这里的头发变得稀薄；最后，可以将梳子置于头皮上，左右来回梳动，这样可有效地按摩头皮。

（2）洗发不宜过勤

由于男性的头发较短，往往洗头的频率比较高，有些人甚至一天洗好几次头发。其实，每次洗头最好间隔2～5天，边洗边按摩，这样既可以保证头发、头皮的清洁，又可以起到疏通头部经络气血的作用。

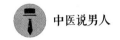

（3）合理使用吹风机

吹风机散发出来的热度非常高，会对发质造成破坏，也可损伤头皮。因此，洗头之后应先尽量将头发擦干，不要经常长时间使用吹风机。有些人是"急性子"，常常把吹风机的温度挡位调到最高，想尽早把头发吹干。事实上，使用吹风机时温度不应调得过高，以免烫伤头发。

（4）避免长时间戴帽子

俗话说"头发不耐热"。中医学讲"取象比类"，人的头皮与头发的关系就像是土地和在上面生长的植物一样，长时间戴帽子就好比将土地上的植物给密封起来。事实上，头发也是需要呼吸的，长时间戴帽子会使头发喘不过气来。当头发的生长环境很闷时，就会像被密封起来的植物一样快速变黄脱落。因此要避免长时间戴帽子，同时在挑选帽子时，应尽量选择透气性较好的棉质材料。

（5）保持稳定的精神状态及良好的睡眠习惯

生活越是紧张忙碌，精神越是紧张，脱发的概率就会越高，因此要学会每天自我梳理情绪，消除当天的精神疲劳，养成良好的睡眠习惯，让头发得到滋养。

第四节　男人与口臭

在生活中，口臭常常会令人感到尴尬。由于男性的工作、生活习惯等原因，男性口臭的概率往往高于女性，因此应积极预防口臭。在这里教大家一招口臭提前自测法：用手掩住口鼻，然后呼气，闻一下呼出的气体有无臭味即可。

1. 口臭的原因有哪些

口臭的发生多与脏腑有火相关，比如胃火、肺火、肝火等，特别是当发生食积时，食物长期堆积在胃腑中会不断生热，胃火上行到口腔就会形成口臭。

口臭的产生还与饮食有关，如果食用蒜头、蒜叶、蒜苗、韭菜、大葱、洋葱头等食物后不及时清洁，会使味道残留在口腔中。但这类饮食引起的口臭是短期的，一般经过口腔清洁即可消失。

口腔清洁不到位也会造成口臭。吃过东西后，食物残渣在我们的口腔内停留会加速细菌滋生，甚至引起炎症。虽然很多人都有早晚刷牙的习惯，但可别以为细菌只会停留在牙齿上！其实细菌可能存在于整个口腔，因此刷牙时不仅要清洁牙齿，还要记得清洁一下舌头，使整个口腔不留死角。另外，口腔疾病也会导致口臭，因为口腔疾患往往与炎症、细菌感染等有关。

其实口臭并不可怕，很多人在得了口臭后因为长时间无法缓解，会陷

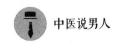

入焦虑状态，不敢与人交流，但只要找到病因，积极对症治疗，症状就可得到缓解。

2. 怎样预防、改善口臭

（1）正确刷牙

每天应做到早起和晚上临睡前各刷牙一次，并坚持饭后漱口。刷牙时将刷毛置于牙齿和牙龈交界处，与牙面呈 45°，水平轻轻颤动，然后顺牙缝上下刷。正确的刷牙步骤如下。

第一步，刷牙齿外表面，将牙刷的刷毛与牙齿表面呈 45°，斜放并轻压在牙齿和牙龈的交界处，轻轻沿小圆弧形来回刷，上排的牙齿向下、下排的牙齿向上刷，注意轻刷牙龈，适当按摩可促进血液循环。

第二步，刷牙齿咬合面，平握牙刷，以适中的力度来回刷牙齿咬合面，分别深入清洁牙面及牙间缝隙。

第三步，刷牙齿内侧面，把牙刷竖起来，利用牙刷前端的刷毛轻柔地上下清洁牙齿内表面。

第四步，轻刷舌头表面，由内向外轻轻刷除食物残渣并进行清洁。

（2）验方治口臭

中医学认为，治疗口臭应以清肺胃之热、润大肠之燥为主要原则，竹叶石膏汤是常用方剂之一，可经加减形成如下验方：生石膏、芦根各 30克，生地黄、金银花各 12 克，竹叶、麦冬、法半夏、连翘、桔梗各 9 克，甘草 3 克，水煎服，每日两次，早晚服用。需要注意的是，验方治疗需根据医生的指导进行。

（3）食疗除口臭

蔬菜中的叶绿素有很好的除臭功效，应适当多食新鲜蔬菜，也可将菜叶榨成菜叶汁饮用。柠檬是一种非常有效的除口臭食物，柠檬中含有大量的营养物质，包括维生素 C 等，具有生津、止渴、祛暑的功效，可在饮食中加入适量的柠檬汁食用。

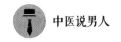

第五节　男人与脚气

我们常说的脚气在医学上被称为"足癣"。在生活中很多男性都被脚气所困扰，但很多人没有把脚气当成一回事，因而脚气也很难被彻底治愈。那么，脚气到底是什么原因引起的呢？应该如何预防和治疗呢？

1. 引起脚气的原因

脚气发生的原因主要有二：其一，脚部的角质层过厚，这些角质层在汗水的浸润下，会变成细菌及霉菌所需的营养来源，促进它们的增生繁殖，逐渐形成脚气；其二，潮湿的环境，当鞋子长期处于封闭状态时，往往会使脚部大量出汗，造成鞋内环境潮湿，容易滋生细菌。

中医学认为，脚气主要是因为水湿或湿热之邪侵袭下肢，流溢皮肉筋脉，或饮食失节，损伤脾胃，湿热流注足胫而形成的，大部分情况下脚气的形成与湿热之气有关。男性是脚气的高发人群，由于男性平时运动量较大，相对于女性来说更容易出汗，这样就为脚部的细菌滋生营造了良好的环境。另外，因为男性普遍活动量大，角质层比女性厚，所以更容易患上脚气。

2. 脚气可以这样防

脚气并不难治，也容易预防。首先，脚部清洁很重要，每天回到家后，一天的劳累都体现在脚上，应好好地给脚部来一个豪华的水疗，洗脚时应注意趾缝内外都应该清洗干净，可将去角质凝胶均匀地涂在脚部，来回搓动，以软化角质层；其次，鞋袜清洁应彻底，消毒是最好的清洁方式，可以将它们放在日光下进行暴晒；另外，应选择合适的鞋袜，对于喜欢运动的男性来说，脚部一定会大量出汗，因此应穿透气的鞋袜，爱出汗的人应选用棉质的袜子，平时也要多备几双鞋袜，以交替使用；最后，脚气是会传染的，因此在公共浴室洗澡或在公共泳池游泳时，尽量不要赤脚在地上走路，减少被传染的可能。

3. 脚气治疗小贴士

这里给大家介绍一个泡脚的方法——生姜盐水泡脚法：准备生姜100克，食盐50克，陈醋100毫升，先在锅中倒入两碗左右的清水，再将生姜和食盐一同放到锅里，等水煮沸后，继续加热10分钟，关火，把生姜盐水倒入洗脚盆里，等水温下降到四五十度时，倒入陈醋，然后泡脚即可。每次用此法泡脚的时间不宜超过30分钟，每周坚持1～2次，脚气的症状就会有所改善。

脚气是可以治愈的，只要选择正确的药物就可以很快缓解症状。但在治疗脚气的过程中，很多人都走过一些弯路，比如得过脚气的人都有这样的经历，明明感觉治好了，结果不久之后又复发了。其实脚气的治疗是有一定周期的，当脚不再发痒时并不代表脚气已经完全治好了，因为用药时病菌得到了抑制，脚部发痒、有异味等症状就会减轻，但并不代表病菌已经被完全消除了，所以一定要在医生的指导下进行完整的治疗。

第六章
男人要够壮

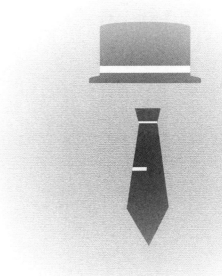

第一节　男人与阳痿

阳痿就是指男性有性欲要求时，阴茎不能勃起或勃起不坚，或者虽然有勃起且有一定程度的硬度，但不能保持足够的性交时间，因而妨碍性交的一种疾病，西医学目前称之为勃起功能障碍。阳痿也不断地影响着男人们的生活，甚至造成夫妻关系不和谐。

在生活中，导致阳痿的原因很多，有精神方面的因素，比如夫妻间感情冷漠，或因生活、工作中的某些原因产生紧张心情，可导致阳痿；有生活方面的因素，比如性交次数过多或者频繁自慰，会使勃起中枢经常处于紧张状态，久而久之，也可出现阳痿的情况；有身体疾病方面的原因，当身体中一些重要器官（如肝、肾、心、肺等）患严重疾病，尤其是长期患病，可能会影响到性生理的精神控制，比如患有脑垂体疾病、睾丸因损伤或疾病被切除、肾上腺功能不全、糖尿病等的患者，都会出现阳痿；有生活方面的因素，长期酗酒，长期过量接受放射线辐射，以及过多应用安眠药、抗肿瘤药物或麻醉药品的男性，出现阳痿的概率也会增加。

当男人出现阳痿时，会使性生活的质量急剧下降，还会给生育带来一定的影响，造成不育。很多男性缺乏对于阳痿的认识，在出现阳痿后盲目服用壮阳药，这种方法不仅不能从根本上治疗阳痿，还会导致一系列的并发症，对人体的危害很大。

1. 穴位按摩——阳痿的克星

阳痿的按摩治疗可通过点按、揉压、搓揉等方式对相关穴位进行刺激。

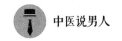

（1）揉震神阙

采用仰卧的姿势，按摩者用掌根按揉和掌震神阙穴各 3 分钟，若按摩部位出现轻微酸胀和热感则效果更佳。

（2）腹部穴位按摩

患者取仰卧姿势，可通过对气海、关元、中极等穴位的按揉实现对阳痿症状的缓解。

（3）按摩腹股沟

用双手拇、食和中指的指腹对腹股沟由外而内向阴茎根部作对称性按摩，力量要适中，左右各 50 次即可。

（4）按摩涌泉穴

可用左手对右足心涌泉穴进行按揉刺激，用右手对左足心涌泉穴进行刺激，一侧 100 次左右为佳，如果能在按摩之前用热水泡脚效果会更好。

2. 食疗治阳痿——天然的补方

食疗是治疗阳痿的一个重要途径，阳痿患者可通过适量食用一些补肾填精、通气壮阳的食物来改善症状。

（1）白萝卜炖羊肉

羊肉有壮阳开胃、补益气血的功效，对男性脾胃虚弱、阳痿等有较好的疗效。白萝卜炖羊肉可暖中补虚，补中益气，益肾气，明目，治疗虚劳寒冷。

材料：羊肉 300 克，白萝卜半个，枸杞子 30 粒，大葱、鲜姜等适量。

做法：羊肉洗净，切成 3 厘米大小的块；白萝卜洗净，切成 5 厘米大小的滚刀块备用；将羊肉块放入沸水中汆烫片刻，去除血沫，捞出用流动水冲净；炒锅中加油中火烧热，放入切好的大葱段、鲜姜片和大料爆香，放入汆烫好的羊肉块，烹入料酒拌炒均匀；倒入适量的清水烧开，转小火盖上锅盖煮至羊肉七八成熟，放入白萝卜块、枸杞子，加入盐和胡椒粉拌匀，继续煮至羊肉和白萝卜软烂即可。

（2）胡萝卜肉末蒸鸡蛋

鸡蛋有增强人体性功能、保证房事顺利的功效，对阳痿患者的康复有一定的作用，我国民间就流传着新婚晚餐煎鸡蛋的习俗。胡萝卜肉末蒸鸡蛋不仅可以补充维生素，还可最大限度地保留鸡蛋的营养，有效补充肾气。

材料：肉末、胡萝卜各50克，鸡蛋1个。

做法：将胡萝卜洗净，去皮切成碎末，将鸡蛋磕入碗中搅拌均匀；肉末中加入一些盐或鸡精粉调味，备用；鸡蛋液中加一点温水，轻轻搅拌后用漏网筛掉上层的泡沫至蛋液嫩滑；将一半的蛋液倒入蒸碗中，加入肉末，肉末上层放胡萝卜末铺均匀，再倒入剩余的蛋液即可；用保鲜膜将碗口盖上，再用牙签或针轻轻戳几个小洞；蒸锅中加入适量水大火烧开，将碗放到蒸格上，盖上锅盖，转小火，蒸10～15分钟后关火即可食用。

除此之外，海带、裙带菜等藻类食物有强肾、养精、壮阳的功效，经常食用对缓解阳痿症状有较好的作用；大葱也有壮阳的功效，研究发现，经常食用大葱的男性往往会保持旺盛的精力，也不易受到阳痿的困扰。

3. 预防阳痿这样做

在日常生活中，预防阳痿首先应戒烟，长期吸烟对阴茎的勃起有一定的阻碍；其次应戒酒，酒精摄入过多也会引起阳痿；同时，还应坚持进行体育锻炼，但不可过量运动，大量剧烈运动易造成肌肉损伤，从而影响正常的勃起，适当的锻炼有助于自身体形的塑造，塑造令伴侣满意的身材在性生活中有利于男性阴茎的勃起。

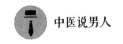

第二节　男人与早泄

很多男性有过早泄的尴尬。早泄是指性交时间很短即射精，甚至不能完成性交，或阴茎尚未进入阴道，或刚接触女性的外阴或阴道口，或刚进入阴道后不足 2 分钟便发生射精，射精后阴茎随之疲软，不能维持正常性生活的一种疾病。一般情况下，从阴茎进入阴道持续性爱 5 ～ 10 分钟，无早泄的现象，即代表性功能正常。早泄常常让众多男性觉得很丢面子而产生心理障碍，且长期早泄，女性一方会长期得不到性满足，严重影响夫妻感情，从而产生矛盾。

1. 早泄的原因

中医学认为，出现早泄，其一是因心有邪念，贪念情色，所愿不遂，欲火亢盛，热扰精室，使精室不宁而早泄；其二是因惊恐伤肾，或肾气衰微，肾失封藏，精关不固发为早泄。但是总体来说，大部分男性的早泄均是由阴虚或者阳虚等引起的。房事频繁、自慰过度、情绪紧张、性生活不和谐或生殖系统慢性疾病等均易导致早泄的发生。

2. 穴位按摩——早泄的克星

对于早泄患者的穴位治疗常常以腰腹部穴位为主，可通过点按穴位、摩擦小腹、推揉腰背等方式对穴位进行刺激。

（1）点揉背俞穴

背俞穴分布于背部足太阳经第一侧线上，即后正中线旁开 1.5 寸处。

患者俯卧于床上，按摩者可用拇指点揉的方式对背俞穴进行刺激，然后横擦八髎穴，各 1 分钟即可。

（2）推揉腰背

俯卧于床上，按摩者用单手大鱼际从第 7 胸椎平面起，沿着督脉和膀胱经内侧向腰骶推按，反复多次以后，可叠掌对腰骶进行按揉约 3 分钟。如果穴位处稍有酸胀感效果更佳。

（3）腹部穴位的按摩

患者可采取仰卧姿势，用点按的手法对关元、中极、气海及任脉各穴位进行刺激，约 5 分钟即可。

（4）四肢穴位的点按

四肢的内关、神门、三阴交等穴位的按摩可以有效缓解男性早泄症状，一般可通过点揉的方式对穴位进行刺激，每次约 5 分钟即可。

3. 情绪调节很重要

情绪的调节对于早泄患者来说十分重要，行房过程中过度紧张、激动、兴奋、焦虑、恐惧等均易引起男性早泄，只有保持平和的心态才能避免早泄。其次，早泄患者应注重房事节制，同时也应戒除过度自慰的劣习，这样才能有效地强肾保精。

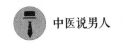

第三节　男人与前列腺疾病

　　前列腺是男性的特有器官，它就像一排坚毅的士兵一样，牢牢地守护着男性的生殖系统。但是，前列腺也是脆弱的，生活中有些许的不在意都可能会使前列腺受伤。很多男性从来不关注自己的前列腺，觉得在生活中有几个小的坏习惯也无伤大雅，殊不知这些对前列腺的伤害可能是不可估量的，所以男性一定要意识到保护前列腺的重要性。

1. 前列腺疾病有哪些

　　前列腺的相关疾病有很多，如前列腺炎、前列腺增生等。这些疾病与男性的哪些不良生活习惯有关呢? 首先是憋尿，一些男性因为生活、工作较繁忙，一旦全神贯注于一件事情时就很难转移注意力，如果中途有尿意，经常会为了节约时间而选择暂时隐忍，过多的尿液储存在膀胱中易造成膀胱炎，膀胱与前列腺是邻居，俗话说"城门失火，殃及池鱼"，前列腺也很容易受到严重的影响，另外如果因憋尿使尿液逆流进前列腺，就会直接造成前列腺的损伤。其次是久坐不动，男性上班族，特别是从事工程技术、文学工作等的人群，常常一工作就会坐一整天，这样会导致体内气血运行不畅，对前列腺同样会造成影响。再次是房事无节，性生活过于频繁会使前列腺长时间处于充血状态，易造成前列腺增生，但如果长期抑制性欲，前列腺局部充血得不到较好的缓解，会使交感神经兴奋性过高，导致尿频、尿不尽等问题的出现。中医学通常认为前列腺相关疾病与湿热下注、气滞血瘀、脾虚湿盛有关。患有前列腺疾病的人群常出现小腹胀痛、尿急、尿痛等症状。

2. 前列腺炎验方

组成：桃仁 10 克，红花 10 克，当归 12 克，小茴香 6 克，川楝子 10 克，乌药 10 克，赤芍 12 克，泽兰 12 克，蒲公英 15 克，以水煎服，每日 1 剂。

功效：本方适用于前列腺炎气滞血瘀证，对尿频、尿不尽、小腹疼痛、前列腺增生等均有良好的疗效。注意本方应在专业医生的指导下使用。

3. 推拿疗法

推拿是一种常用的前列腺保健方法，正确的推拿手法可以改善前列腺的局部血液循环，促进气血运行。常见的推拿手法包括以下三种。

（1）腹部按摩

主要是按摩肚脐周围的气海、关元、中极等穴，将两手搓热后重叠于关元穴（脐下 3 寸）进行左右旋转，每侧各按揉 30 次，在按摩过程中速度不要过快，也不可过于用力，可在小便后对腹部进行揉按，以促使膀胱排空，有利于缓解病情。

（2）推腹股沟

用两手掌在两侧腹股沟上稍用力推摩，每侧各推 20 次。

（3）按摩会阴

按摩时取仰卧屈膝位，先将两手搓热，然后用食指轻轻按摩会阴穴 20 次（以点按的方式进行），早、晚各一次。

4. 养成良好的生活习惯

患有前列腺疾病的男性在生活中应注意对自身的保养，要尽快养成良好的生活习惯，不憋尿，不过度劳累，合理搭配饮食，戒烟戒酒，多吃芹菜、萝卜等食物，最重要的是要坚持锻炼身体，以积极乐观的心态面对生活。

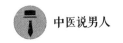

第四节　男人与包皮过长

　　包皮过长是一直困扰着男性的一个问题，给男性的生活带来了许多不便。包皮过长虽然与遗传因素有关，但也与后天的生活习惯有关。

　　如何判断包皮是否过长？阴茎在疲软的状态下，包皮位于冠状沟，这种长度是正常的。如果包皮接近尿道外口，但能翻至冠状沟，则认为包皮稍长。当包皮超过尿道外口时，包皮不能上翻，则认为是包茎。

　　包皮过长对男性的生活会造成较大的影响，会引起性功能障碍或者不育。包皮过长会导致性交疼痛及性敏感度降低，引起一系列性功能障碍，比如早泄、阳痿、不射精等，会影响性生活质量，使得夫妻生活不和睦，严重者还可使精子活力降低，造成不育。包皮过长还会造成生殖系统感染，因为包皮过长会使大量细菌繁殖，再加上尿液、精液的残留，在一定时间后会形成污垢堆积在包皮内，如果细菌积累过多，不仅易造成尿路感染，还会侵及整个生殖系统，造成生殖系统的感染。少年时期如果包皮过长会造成男性阴茎短小，因为如果阴茎头被紧紧地包裹住，将接受不到外界的刺激，使得阴茎的发育受到束缚，造成发育成熟后阴茎短小，影响性生活。

　　那么包皮过长到底需不需要手术治疗呢？如果是假性包皮过长，也就是平时龟头不能完全外露，但在阴茎勃起后龟头则可以完全外露，仅是单纯的包皮过长且没有反复出现龟头炎，应注意保证生殖器官的清洁，防止包皮垢的生成，一般情况下是无须手术治疗的。但如果是包茎的患者，应尽快进行手术，以免造成成年后的性功能障碍。父母应在孩子小时候就注意其生殖器官的发育，当发现有异常时应及时到医院就诊，这样才可以减少并发症的发生，避免对孩子以后的生活造成影响。

第五节　男人与自慰

自慰，又称手淫，主要指依靠手、工具或其他接触刺激敏感部位，尤其是自身生殖器官，通过非性交的方式来宣泄性能量，满足自己在性方面的要求，从而获得快感和慰藉。很多人对于自慰持反对的态度，甚至将其认为是"肮脏"的行为。其实，自慰是一种正常的生理现象。在民间有"一滴精，十滴血"的说法，许多人认为自慰是损害健康、消耗精气的行为，导致很多人对自慰产生了恐慌，甚至有人在自慰后会出现懊悔、沮丧，严重者甚至会产生一系列心理障碍。

客观来讲，过度自慰确实会对人体有一定的危害。自慰易产生性功能障碍，使人性欲减退。频繁通过自慰的方式来刺激阴茎，可使勃起中枢和射精中枢过于疲劳，身体就会处于虚弱状态，常常会伴随腰膝酸软、头晕目眩等症状，严重者还可出现勃起障碍，造成不育等。频繁自慰还会诱发前列腺炎，因为过度自慰会使前列腺长期处于充血状态，影响前列腺的正常分泌，使其排泄功能受到影响，从而诱发炎症。但是，偶尔一次自慰是不会对身体造成很大影响的，反而有助于释放压力。但是自慰一旦过度，就会进入失控的状态，因此男性应注意控制自慰的次数。

适当的释放是必要的。心理准备很重要，要正确认识自慰，在自慰后不要有罪恶感。要注意卫生，手部往往有大量的细菌，因此要注意清洁，比如清洁外阴处，以免包皮内藏污纳垢，造成生殖系统感染。不可随意使用器具，以防受到细菌的侵害。还有重要的一点是自慰不可过度，应积极寻找可以舒缓心中压力的方式，将注意力集中在生活、工作中，避免产生

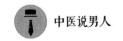

心理障碍。

男性应合理安排作息时间，在休闲的时候应进行适当的体育锻炼或者阅读积极向上的书籍等，在睡觉前不看带有视觉刺激性的图片、报刊、网页、视频等，平时不穿紧身的衣裤，避免对生殖器产生长时间的刺激。

第六节　男人与阴囊潮湿

阴囊可以理解为盛放睾丸的"器皿"，是睾丸的保护罩。就像能够看到的那样，阴囊具有很强的张力，有时会有很多褶皱，有时又显得较为平滑，而有褶皱的地方就是细菌喜欢藏匿的位置。阴囊上布满了汗腺，为睾丸的发育及精子的产生提供舒适的环境。阴囊潮湿，主要指阴囊出现潮湿、多汗等异常的症状，阴囊如果长期潮湿，会使阴囊瘙痒，继而产生炎症。

阴囊为什么会潮湿呢？西医学认为，当睾丸温度过高时，阴囊的汗腺就会自动分泌出汗液来加快散热，这些汗液如果没有及时蒸发，就会令人产生潮湿的感觉，这与阴囊所处的环境密不可分，比如夏季天气炎热，如果阴囊处透气不佳，极易造成阴囊潮湿。而当大量的细菌堆积在阴囊褶皱中时，也会影响阴囊的散热功能。中医学认为，阴囊潮湿往往与脾虚湿盛、湿热下注有关。阴囊潮湿的人多伴有腰酸腰困、疲惫乏力等症状。

预防阴囊潮湿，要避免久坐不动。虽然现在人们的脑力劳动居多，工作的大部分时间都是坐着的，但是也应在空闲时间适当运动，这样可以促进阴囊部位的血液流通。阴囊的清洁也很重要，当身体出汗较多时，人们经常会去洗澡，这样不仅起到了清洁的作用，还有降温的作用，阴囊也是一样的，出现阴囊潮湿的症状时，在积极降温的同时要做好阴囊部位及四周的清洁。另外，要注意穿合适的衣物，男性的衣物应以宽松为主，特别是内裤的选择十分重要，不要过紧，最好选用棉质材料，不仅透气好，还可以吸收汗液，有益于阴囊处散热，长期在高温环境下工作的人群尤其应当注意。如果已经出现了阴囊潮湿，不应用手去抓阴囊，也不要使用过热

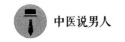

的水去烫洗，用温水清洗后，换上干净的内裤即可。

在这里给大家介绍一个食疗方——红豆薏米水。薏米是排解湿热的好食物，红豆薏米水可以清利湿热，帮助缓解阴囊潮湿的尴尬。

材料：红豆 50 克，薏米 30 克。

做法：将红豆和薏米淘洗干净后泡几个小时；将红豆和薏米放入锅中，添加适量清水，量要比平时煮粥时多些（中途尽量不要加水）；大火烧开后关火，不要打开盖，放置一个小时，然后再开大火烧开，再关火，反复操作三次，煮熟后过滤，即可饮用。

第七章
男人"药"有酒

药酒具有一定的治疗保健作用，但需要注意的是，药酒的服用一定要在专业医生的指导下进行。本章中所提到的白酒以 45 度以上为宜。

第一节 补肾酒

1. 枸杞酒

材料：枸杞子60克，白酒500毫升。

做法：将枸杞子洗干净后晾干，之后与白酒一起放置于容器中，密封浸泡7天以上，即可饮用。

服法：早、晚各1次，每次20毫升。

适应证：头晕目眩，视物不明，五心烦热，失眠多梦，腰膝酸痛。

禁忌证：饮食减少、大便溏泄者忌服。

功效：枸杞子具有滋肾强精、养肝明目、益智安神等功效，《神农本草经》载有"久服坚筋骨，轻身不老"，现代实验也证明枸杞子有降血糖、降血脂等作用，还可以促进肝细胞新生。

2. 淫羊藿酒（选自《本草纲目》）

材料：淫羊藿50克，白酒500毫升。

做法：将淫羊藿切碎，装入布袋中，以保证酒的清澈；将布袋浸泡在白酒内，加盖密封，浸泡7天，即可饮用。

服法：早、晚各1次，每次20～30毫升。

适应证：男子阳痿。

禁忌证：阴虚火旺者忌饮。

功效：此药酒可补肾壮阳，强筋健骨。淫羊藿味辛、甘，性温，入肝、

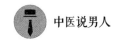

肾经，有补肾壮阳、祛风除湿的功效，现代人将淫羊藿誉为"壮阳神草"，《日华子本草》中记载其"治一切冷风劳气，补腰膝，强心力，丈夫绝阳不起，女子绝阴无子，筋骨挛急，四肢不任，老人昏耄，中年健忘"。

3. 桑椹酒

材料：鲜桑椹 1000 克，酒曲适量，糯米酒 500 毫升。

做法：将鲜桑椹洗净捣汁，将糯米与桑椹放入电饭锅中煮成干饭，待冷却后加入适量酒曲，搅拌均匀后置于容器中密封发酵成酒酿。

服法：每日临睡前服 20 毫升，也可随餐服用。

适应证：阴血不足，肝肾亏损。

禁忌证：脾胃虚寒者忌服。

功效：此酒补肝肾，益精血，聪耳明目。桑椹具有补肝益肾、生津润燥、乌发明目等功效，在古代，人们常以桑椹果解渴，桑椹又被誉为"果中之王"。《滇南本草》中记载桑椹"益肾脏而固精，久服黑发明目"，《随息居饮食谱》中提到桑椹能"滋肝肾，充血液，止消渴，利关节，解酒毒，祛风湿……"在生活中，也可将桑椹做成汁来饮用。

4. 仙茅酒

材料：仙茅 50 克，白酒 500 毫升。

做法：将仙茅洗净，装入纱布袋内，扎紧口，放入盛有白酒的瓶中，浸泡半月后即可饮用。

服法：每日 1～2 次，每次 10 毫升。

适应证：肝肾不足之遗精、阳痿、早泄、小便不利。

禁忌证：脾胃虚寒、阴虚火旺者忌服。

功效：温肾壮阳，强筋壮骨。仙茅味辛，性热，有毒，归肾、肝、脾经。现代医学研究发现，仙茅还可增强巨噬细胞的吞噬功能，以增强人体的免疫力，还可刺激雄激素的分泌。《本草正义》言仙茅"是补阳温肾之专药，故亦兼能祛除寒痹"。

5. 山药酒

材料：山药 80 克，蜂蜜适量，黄酒 150 毫升。

做法：先将山药去皮后洗净切块；黄酒 150 毫升放锅中煮沸后放入山药，煮熟后在酒汁中加入蜂蜜搅匀，煮沸后关火，凉后盛入瓶中备用。

服法：每日早、晚各 1 次，每次饮 10 ～ 30 毫升。

适应证：肾虚之失眠多梦、神疲乏力、腰酸腿软、风湿骨痛、遗精、阳痿、性功能减退等。

禁忌证：外感咳嗽者忌服。

功效：益肾精，壮脾胃。山药是一种非常常见的食物，具有健脾、补肺、固肾、益精等功效。山药中的主要物质之一是黏蛋白，对人体有强大的保健作用，可有效地预防心脑血管疾病。蜂蜜安五脏、益气补中，因此两者的结合可以有效地补足肾精，调理脾胃。

6. 蛤蚧酒

材料：蛤蚧 2 只，白酒 1000 毫升。

制法：如果使用的是生蛤蚧，即剥去鳞片，剖开胸腹，挖去内脏，用棉纸吸干血液，然后置于酒中，浸泡 100 天以上即成。

服法：每日 1 ～ 2 次，每次 10 ～ 20 毫升。

适应证：肾虚腰痛、阳痿、早泄。

禁忌证：阴虚火旺，风邪喘嗽者忌服。

功效：此酒能止咳，补虚，补肾阳。蛤蚧味咸，性平，是一种动物中药，实验证实，蛤蚧中的蛤蚧醇提物可以提高心肌细胞、红细胞抗氧化能力，也有激素样作用，能促进性欲，特别是它的尾部锌含量较高，促进性

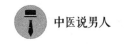

欲的功效更强。

7. 海马酒（选自《食物与治病》）

材料：海马 50 克，白酒 500 毫升。

做法：将海马焙干研末，与白酒共同置入容器中，密封浸泡 5 天即可饮用。

服法：每日 2 次，每次 10 ～ 15 毫升。

适应证：腰腿痛，跌打损伤，性欲减退，阳痿，男子不育。

禁忌证：阴虚火旺者忌服。

功效：补肾壮阳，调气活血。海马是一种海生动物，捕捉后，去除其内脏，洗净，晒干，即成为一种中药，又名龙落子，有"北方人参，南方海马"之说。海马味甘、咸，性温，入肝、肾经，其补肾助阳、调气活血力强。

8. 鹿茸虫草酒

材料：鹿茸 7 克，冬虫夏草 30 克，高粱酒 500 毫升。

做法：把鹿茸、冬虫夏草分别洗净，将鹿茸切成片，冬虫夏草切成碎末；将茸片和冬虫夏草末放入酒坛内，加入高粱酒 500 毫升，密封浸泡 10 ～ 15 天，过滤后即可饮用。

服法：每日 2 次，每次 20 毫升。药渣晒干为末，每次冲服 3 克。

适应证：腰膝酸软，畏寒肢冷，阳痿，不育。

禁忌证：阴虚火旺者忌服。

功效：温肾壮阳，益精养血。鹿茸有壮元阳、补气血、益精髓、强筋骨的功效，《本草纲目》指出鹿茸可"生精补髓，养血益阳，强筋健骨"。冬虫夏草具有补肺益肾的作用，两者结合不但补肾效果更佳，对于久病体虚的人也有大补的作用。

第二节　祛风活络酒

祛风活络酒

材料：防己、秦艽、青风藤、丹参、赤芍各 50 克，白酒 500 毫升。

做法：将防己、秦艽、青风藤、丹参、赤芍搅碎后用布包裹起来，放入酒中，密封存放，1 个月后即可饮用。

服法：每日饮用 2 ～ 3 次，每次 5 ～ 10 毫升。

适应证：慢性风湿性关节炎，筋骨疼痛等。

禁忌证：高血压、肝病、感冒发热者忌服。

功效：活血止痛，祛风活络。秦艽的主要作用是祛风除湿，和血舒筋；青风藤可祛风湿，通经络；防己消肿止痛。再加上丹参、赤芍活血化瘀，可使气血运行通畅，肿消痛止，因此在此方中每味药都恰到好处，对于患有风湿性疾病的患者有很好的疗效。

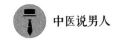

第三节　壮腰酒

1. 杜仲壮腰酒

材料：杜仲 20 克，丹参 20 克，川芎 10 克，江米酒 500 毫升。

做法：将杜仲、丹参、川芎一同捣碎，装入纱布袋内，放入干净的器皿中，倒入米酒浸泡，加盖密封，7 天后开启，即可饮用。

服法：一天 2 次，一次 5 ～ 10 毫升。

适应证：适合肝肾亏虚、精血不足之腰腿酸痛等。

禁忌证：阴虚火旺者忌服。

功效：强腰健肾，强筋骨。杜仲味甘，性温，有补肝肾、强筋骨的功效；丹参味苦，性微寒，有活血祛瘀、凉血消痈、清心除烦的功效；川芎味辛，性温，有活血行气、祛风止痛的功效。因此本方在强腰健肾的同时还可疏通经络、祛风止痛。

2. 补肾壮腰酒

材料：续断 20 克，独活 20 克，狗脊 20 克，枸杞子 24 克，桑寄生 20 克，当归 24 克，杜仲 20 克，鸡血藤 24 克，川牛膝 20 克，熟地黄 24 克，甘草 10 克，白酒 1500 毫升。

做法：上述药物置陶瓷或玻璃容器中，用白酒浸泡，每隔 2 日将药酒摇动振荡数次，2 周后过滤，即可饮用。

服法：每日 2 次，每次 15 ～ 20 毫升。

适应证：腰椎间盘突出症，腰肌劳损等。

禁忌证：高血压人群忌服。

功效：祛风湿，补肝肾，强腰膝。

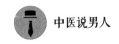

第四节　活血化瘀酒

1. 红花凤仙酒

材料：凤仙花 40 克，红花 15 克，白酒 500 毫升。

做法：将凤仙花切碎，与红花一同装入纱布袋内扎紧袋口，并浸泡于白酒中，然后加盖密封，约 20 天后即可饮用。

服法：每日 3 次，每次饮 20 ～ 30 毫升。

适应证：跌打损伤，瘀血肿痛，关节疼痛等。

禁忌证：脾胃虚弱者忌服。

功效：活血化瘀。凤仙花和红花都具有活血通经、祛瘀止痛的功效，两者配伍，可促进气血的运行，消除瘀血。

2. 三七当归酒

材料：三七 85 克，当归 25 克，续断 33 克，苏木 28 克，川芎 30 克，红花 18 克，延胡索 35 克，香附 15 克，冰糖 70 克，米酒 1000 毫升。

做法：将上述药材捣碎后置于玻璃容器中，倒入米酒，浸泡 1 个月后即可饮用。

适应证：肌肉筋骨疼痛，跌打损伤。

禁忌证：肝病、溃疡病、脾胃虚寒者忌服。

用法：每次服 10 ～ 15 毫升，亦可外搽患处。

功效：活血化瘀，止痛。三七味甘、微苦，性温，归肝、胃经，有良好的散瘀止血的作用，辅以当归、川芎、红花等，在散瘀的同时补足气血。

第五节 养心酒

1. 宁心酒

材料：龙眼肉 50 克，桂花 12 克，白酒 500 毫升。

做法：将龙眼肉、桂花、白糖一同放入小酒坛内，倒入白酒，加盖密封，浸泡半个月以上，即可饮用。

服法：每日 2 次，每次饮 20 毫升。

适应证：神经衰弱，面色憔悴，失眠，记忆力减退，心悸。

禁忌证：糖尿病患者忌服。

功效：安神定志。龙眼又叫桂圆，平常所说的龙眼一般是经过晾晒的，具有良好的健脑安神的作用。

2. 灵丹三七酒（选自《药酒汇编》）

材料：灵芝片 20 克，丹参 15 克，三七 5 克，白酒 500 毫升。

做法：将灵芝片、丹参、三七洗净，捣碎，同白酒一起置于容器中，加盖密封浸泡，每天摇动 1 次，15 天后即可服用。

服法：每日 2 次，每次 15 ～ 20 毫升。

适应证：适合冠心病、高脂血症、动脉硬化患者饮用。

禁忌证：患有出血类疾病者忌服。

功效：益气，活血，养心。灵芝补肺益气、养心安神，丹参具有活血祛瘀、凉血的作用，三七化瘀止血，三药配伍，养血安神的效果更佳。

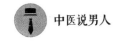

3. 山楂丹参酒

材料：山楂 15 克，延胡索 15 克，丹参 15 克，白酒 500 毫升。

做法：将山楂、延胡索、丹参这三味药切成小片，与白酒一起置入容器中，密封浸泡 15 天以上，即可饮用。

服法：每日早、中、晚各饮 1 次，每次 15 ～ 20 毫升。

适应证：适合冠心病、高脂血症者饮用。

禁忌证：脾胃虚弱者忌服。

功效：养心活血。现代研究发现山楂有抗心律失常的作用，能降低血中胆固醇含量及减少脂质在血管壁上的沉积；丹参是活血化瘀的要药；延胡索有活血、行气、止痛的功效，现代药理学研究证明延胡索有增加冠脉血流量、心肌血流量及降血脂的作用。

4. 补心酒（选自《奇方类编》）

材料：麦冬 6 克，生地黄 5 克，柏子仁 3 克，茯神 3 克，当归 3 克，龙眼肉 3 克，白酒 500 毫升。

做法：将材料中除白酒外的 6 味药捣碎，用纱布袋装好，置容器中，注入白酒，加盖密封，浸泡 7 天后即可饮用。

服法：每日早、晚各 1 次，每次 10 ～ 20 毫升。

适应证：心血不足，惊悸怔忡，头晕失眠，记忆力减退。

禁忌证：脾虚便溏者忌服。

功效：补血养心，安神定志。当归、龙眼肉和生地黄有补血养血的作用，麦冬、生地黄可清心热，柏子仁、茯神和龙眼肉又可养心安神。六药相合功效更佳。

第六节 补气酒

1. 人参三七酒

材料：当归 10 克，黄芪 10 克，五加皮 6 克，白术 6 克，茯苓 4 克，五味子 4 克，三七 3 克，甘草 2 克，川芎 3 克，人参 1 克，白酒 500 毫升。

做法：将以上所有的药材切碎，与白酒一起置入容器内，密封浸泡 15 天以上即可饮用。

服法：早、晚各服 1 次，每次 15 ～ 30 毫升。

适应证：劳倦过度，久病虚弱，不思饮食，倦怠乏力。

禁忌症：孕妇忌服。

功效：补益气血。人参是大补元气的药材，与三七配伍，可谓双剑合璧，可起到补气、活血、行气的作用；黄芪、白术补气，可辅助人参加强补气及健脾的作用；当归、川芎活血补血，可辅助三七加强补血及养肝的作用；茯苓健脾补中，宁心安神；五加皮祛风胜湿，强壮筋骨；五味子敛肺滋肾，宁心安神；甘草和中益气。所有的药材组合在一起，在白酒中相互碰撞，不仅可以补气补血，还可养心安神。

2. 人参酒

材料：白参 30 克，白酒 500 毫升。

制法：将白参切成段或薄片，浸入白酒中，加盖密封，置于阴凉处，每日摇动 1 次，浸泡 7 日即成。

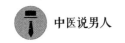

服法：每日 1 次，每次 10～30 毫升，以上午服用为佳，不宜在夏季服用。酒喝尽后可以再加酒浸渍，直至白参味变淡，最后可以将泡过的白参取出服用。

适应证：体虚脉软，四肢倦怠，面色萎黄，自汗乏力。

禁忌证：阴虚火旺者忌服。

功效：大补元气，补脾益肺。人参大补人体之元气，现代药理学研究表明，人参能增强大脑皮质兴奋过程的强度和灵活度，使身体对多种致病因子的抗御力增强，对于身体虚弱的人来讲乃是大补，可有效改善食欲和睡眠，增强性功能，并具有一定的降血糖的能力，也可提高人体对缺氧的耐受能力等。

3. 人参固本酒（参《瑞竹堂经验方》之人参固本丸）

材料选配：人参 3 克，枸杞子 5 克，天冬 4 克，麦冬 4 克，生地黄 3 克，熟地黄 3 克，白酒 500 毫升。

做法：将以上药物切碎，与白酒共同置入玻璃容器内，密封浸泡 15 天即可服用，封后的酒器应放置在阴冷避光处，并每天摇匀。

服法：每日早、晚各 1 次，每次 15～30 毫升，空腹服用。

适应证：面色不华，头晕目眩，心悸怔忡，失眠多梦，健忘。

禁忌证：脾胃功能不佳、脾胃虚寒者忌服。

功效：人参是大补元气的药材，可有效补肺益脾；枸杞子养阴补血，还可益精明目，是补肾佳品；天冬、麦冬养阴清热，润肺滋肾；生地黄、熟地黄养阴补血，补肾益精。药物配伍使用，可令滋补五脏、补益元气的作用更强。

4. 党参酒

材料：党参 100 克，白酒 500 毫升。

做法：将党参洗净，用刀拍裂，置于净容器中，注入白酒，密封浸泡，7日后饮用。

服法：每日1～2次，每次10～20毫升。

适应证：脾虚便溏，四肢无力，食欲不佳，气喘，血虚萎黄，头晕心慌。

禁忌证：感冒、腹满便秘者忌服。

功效：补气。党参味甘，性平，其主要功效是补中益气，健脾益肺，对于脾肺气虚的治疗很是拿手。很多人将党参称为"小人参"，因为它与人参的功效相似，只是没有人参那样强大的"威力"。

第八章
男人实用穴

第一节　关元穴补肾气

关元穴，属任脉，为小肠之募穴，为先天之气海，是养生吐纳、吸气凝神的地方。古人认为，人们身体中的元阴元阳在此交汇，《难经集注》中杨玄操说"丹田者，人之根本也，精神之所藏，五气之根元，太子之府也"，说明关元穴是化生精气的地方，也是人体真元的主管，常按摩或艾灸关元穴，可起到补肾壮阳、理气和血的作用。俗话说"人过三十天过午"，男性从三十岁左右开始整个身体功能就进入了逐渐减退的状态，因此要通过有效的养生手段来减缓减退的速度，只有保证体内有足够的元气，才能保证男性的阳刚之气，关元穴就是男人补养肾气的要穴。

位置：下腹部，前正中线上，脐下 3 寸。

取穴方法：在人体正中线上，从肚脐向下量出四指宽的距离，即是关元穴。

功效：培元固本，补肾气，使男人保持旺盛的精力。此穴对女性来讲可缓解痛经，帮助受孕。临床上常常用于治疗泌尿系统及生殖系统疾病。所以，如果夫妻双方需要备孕的话，可以两人互按，既调理了体质，又增进了夫妻感情。

按摩时双手交叉重叠置于关元穴上，稍加压力，然后交叉之手快速、小幅度地上下推动。在操作过程中，注意不可以过度用力，按揉时只要局部有酸胀感即可。

也可对关元穴进行艾灸：将艾条的一端点燃，艾条距离皮肤 2 ～ 3 厘米，使局部有温热感而不灼痛，每次灸 15 ～ 30 分钟，灸至局部皮肤出现红晕为度，隔日灸 1 次，每月灸 10 次。《扁鹊心书》中说道："每夏秋之交，即灼关元千炷，久久不畏寒暑……"灸关元穴是常用的保健方法之一，对于男性来讲可有效补肾气，对老年人来讲可以强身健体、增强抵抗力，并有延年益寿的功效。

第二节　捶腰眼身板壮

腰眼穴就是我们平时所说的"腰窝"，有人认为，有腰窝是模特身材的一种标志。中医学认为"腰为肾之府"，靠近肾脏，常按摩腰眼处，能温煦肾阳、畅达气血。腰眼穴也是肾脏的代言人，当肾脏出现问题时，腰眼穴会向我们发出求救信号，使腰部两侧有轻微的酸痛。晨练时我们常常会看到有的老人在公园里将双手握拳放在腰间，以画圈的方式按摩腰部，其实这就是一种通过刺激腰眼穴来达到强腰健肾效果的方式。

位置：腰部第 4 腰椎棘突下，左右 3.5 寸的凹陷处。

取穴方法：取俯卧位，先取与髂嵴相平的腰阳关穴，而后在与腰阳关穴相平左右旁开 3.5 寸处取穴。

功效：强腰健肾，提高腰肌的耐力，缓解腰痛的症状，对腰肌劳损、腰椎间盘突出症皆有一定的疗效。

腰眼穴的常用按摩方法有两种。一是叩击法：双手握空拳，以拳眼用力，有节奏地交替叩击腰眼穴及周围的肌肉，叩击时务必由腕部发力，从上至下，反复叩击 15 ～ 30 次，但是叩击力度不应过重。二是按揉法：身体坐正，两手握拳自然背向后面，用食指隆起的拳眼紧按腰眼穴并做旋转按揉，以稍感酸胀为宜。每次可以揉 5 分钟。

也可对腰眼穴进行艾灸：将艾条的一端点燃，艾条距离皮肤 2 ～ 3 厘米，每次灸 15 ～ 30 分钟，隔日灸 1 次，以皮肤出现红晕为宜，注意时间不要过长，否则会灼伤皮肤。

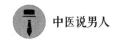

第三节　护命门会养命

命门穴被称为养生第一大穴，也是公认的延年益寿穴位之一。命门穴是隶属于督脉的穴位，《难经》曰："命门者，诸神精之所舍，原气之所系也。男子以藏精，女子以系胞。"命门穴是人生命的本穴，是生命的门户，是肾阳的藏身之所，而肾阳是"生命之火"，只有肾阳充足，生命才会生生不息。

历代养生家对命门穴情有独钟。相传，明代有一个以运米为生的小贩，长期腰痛难忍，去看大夫时，大夫只告诉他按摩命门穴即可，小贩半信半疑地回到家中，每天按照大夫的指示按摩，果真，一个月过后，不仅腰不痛了，人也精神了许多。

位置：与肚脐相对，位于腰部第2、3腰椎棘突间。

取穴方法：可将手指沿着肚脐往后平行移动，到背后正中的棘突下的凹陷处，指压时有较强压痛感处即是。

功效：扶正固本，补肾益精，对腰痛、阳痿、早泄、遗精等均有疗效。还可健脑益智，对癫痫、神经衰弱的治疗也有一定的辅助作用。

由于命门穴在后腰处，因此穴位按摩需要施术者帮助完成。取俯卧位，施术者两手置于被施术者的后腰部，用拇指的指腹按揉命门穴，以稍有痛感为度，两手可交替操作，不可用力过大，每天2次，每次按揉3～5分钟。施术者也可将双手擦热，然后用掌根反复摩命门穴，以稍感发热为度，不可用力过大，然后捂住两肾的位置，等双手温热消退后再次擦热，反复进行。

第四节　涌泉穴，肾之根

很多人都知道，我们的脚底有个宝贵的穴位——涌泉穴，涌泉穴是肾经的第一穴，古代医家将涌泉穴称为"肾之根"。《黄帝内经》说："肾出于涌泉，涌泉者，足心也……"肾经之气来源于足下，可灌溉五脏六腑，起到重要的养生作用。经常按摩刺激涌泉穴，可使肾经通畅，这样肾气才能充足。由此可见，涌泉穴在养生、防病、治病等各个方面都扮演着重要的角色。很多人晚上有泡脚的习惯，其实泡脚也是对涌泉穴的一种保护，有人在泡脚时会加入合适的药物，这样也可通过涌泉穴来更好地发挥药效，在泡脚后按摩涌泉穴，更能达到养生的目的，正如民间所说"睡前按涌泉，益精更长寿"。

位置：足底第 2、3 跖趾缝纹头端与足跟连线的前 1/3 与后 2/3 交点上。

取穴方法：将脚抬起，在足大趾下方骨头的下方的凹陷处，凹陷中间的位置即是。

功效：涌泉穴可补肾强体，治疗肾气亏损造成的耳鸣、耳聋等疾病，还可缓解勃起功能障碍等性功能障碍。可缓解头晕、头痛，长期坚持按摩，可有效降低血液黏稠度，对于治疗高血压有一定的效果。它还是休克的急救穴位，可快速缓解休克的症状。

无论是艾灸涌泉穴，还是按摩该穴，都是一件让人非常享受的事。先说一说艾灸涌泉穴。将姜切成薄片，然后在上面用针扎一些小孔，贴在涌泉穴上，点燃艾灸条，对准涌泉穴，不可距离过近，以感到有温热感为宜，一次灸 15 分钟左右，感觉脚心微微发热即可。艾灸涌泉穴可有效缓解手脚

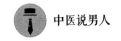

冰冷的症状。

　　按摩时可拍打涌泉穴，在床上取端坐位，双脚自然向上分开，将双手相互摩擦，发热后先捂住涌泉穴片刻，然后用双手自然轻缓地拍打涌泉穴，以脚底稍有发热的感觉为宜。还可搓涌泉，左手将左脚趾握住向上翘，右手反复稍用力搓涌泉穴，每次 100～200 下，以掌心和足心有热感为准，反方向亦是如此。

第五节　常按足三里，胜吃老母鸡

足三里是足阳明胃经上的穴位，因为这个穴位可以理上、理中、理下，因此被命名为"足三里"，是强身健体的一个重要穴位。俗话说"常按足三里，胜吃老母鸡"，可见足三里作用功效之大。药王孙思邈的长寿秘诀之一就在于足三里，他坚持按摩足三里，终年一百余岁，在古代是难得的高寿。在现代，足三里也被认为是集养生、治病于一体的穴位。足三里是胃经大穴，胃经又是一条多气多血的经络，因而常按足三里可以使胃经通畅，气血运行畅快，更好地滋养全身。由此看来，作为长寿要穴，足三里当之无愧。

位置：外膝眼下 3 寸，胫骨外侧约一横指处。

取穴方法：膝盖内外有两个凹陷处，其中外侧的那个凹陷处叫作外膝眼，先找到外膝眼，向下 4 横指处，在腓骨与胫骨之间，胫骨旁一横指的地方即是足三里。

功效：具有燥化脾湿、生发胃气的作用，可促进消化，缓解胃痛、呕吐、腹胀、便秘等一系列消化系统症状，长期坚持按摩，能促进胃肠道的规律运行，脾胃虚寒的人应常按此穴进行调理。还有改善心脏功能、调节心率的作用。此穴对下丘脑 – 垂体 – 肾上腺轴有正向调节作用，可增强免疫力，提高人体的防御能力。

临床上，医生通常会采用针刺法刺激足三里穴。我们在生活中可以采用指按法，将拇指置于足三里穴上，向下压按，垂直用力，当出现酸、胀、麻的感觉时，持续 5 秒后放松，反复操作，一天 2 次，每侧 5 分钟即可。

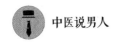

第六节 气海穴，让男人一身正气

《铜人腧穴针灸图经》中记载："气海者，是男子生气之海也。"可见，气海穴是男人的正气之穴。气，指体内的元气；海，是大、广的意思。气海穴位于脐下，为先天元气之海，因此名曰气海。中医学认为，气海穴位于人体之中央，是生气之源，人体所需要的真气就是在此处形成，因此气海穴有益气助阳、固益肾精的作用。在影视剧中，我们常常可以听到"气沉丹田"，这里的丹田指的就是气海。气海穴作为精气汇集的地方，其养生保健功效自然十分显著。

位置：腹正中线脐下 1.5 寸。

取穴方法：保持仰卧的姿势，直线连接肚脐与耻骨上方，将其进行十等分，从肚脐开始的 3/10 的位置，即为气海穴。

功效：气海穴可改善阳虚体质，补肾固精。按摩气海穴可使气血运行通畅，有效缓解肾阳虚造成的手脚冰冷等现象，还可改善尿频、尿不尽、夜尿增多、性功能障碍等，可以提高免疫力。按摩气海穴可加快身体中的经气运行，起到强身健体、增强抵抗力的作用，还可以缓解消化系统相关症状，如大便不通、腹胀、绕脐腹痛等。

按摩时先以右掌心紧贴于气海穴的位置，沿顺时针方向按摩 50 次，再沿逆时针方向按摩 50 次。还可进行隔姜灸，取切好的薄薄的鲜姜一片，用针刺出数个针孔，覆在气海穴上，然后置小艾炷或中艾炷于姜片上，点燃施灸，以灸至局部温热舒适，灸处稍有红晕为度。

第七节　委中穴，腰背问题都找它

《四总穴歌》中有句口诀是"腰背委中求"，一切的腰背问题都可以找委中穴帮忙。现代生活中，由于久坐、活动少等原因，男性的腰背部问题也日益增多，腰肌劳损也好，腰椎间盘突出症也好，委中穴都可以帮上忙。委中，又名郄中，是足太阳膀胱经上的重要穴位之一。委，堆积；中，指穴内气血所在的中部。委中的穴名意指膀胱经的湿热水气在此聚集。通过按摩、针刺委中穴，可以疏通腰背部的气血，还可使脏腑里热倾泻于外。中医学认为，委中穴具有舒筋通络、散瘀活血、清热解毒的作用，在缓解腰部症状的同时，对于下肢也有一定的保健作用。

位置：腘横纹中点，股二头肌腱与半腱肌腱的中间。

取穴方法：采取俯卧位，膝盖后侧中央处。

功效：委中穴可用于治疗腰背部疾病，如下肢麻痹，半身不遂、肩膀麻木、腰肌劳损、腰椎间盘突出症、背肌筋膜炎等。可治疗由意外跌仆、闪挫损伤筋脉所致的腰扭伤，缓解气血不通而产生的疼痛，但对于腰部创伤、撕裂伤等效果欠佳。委中穴还能缓解小便不利、遗尿等泌尿系统疾病所产生的症状。

操作：在临床中，遇到腰痛、下肢麻痹等患者时，一些医生会使用刺血法，用针刺破委中穴放血，一般以每次 1～5 毫升为宜，很多患者针刺放血后会感觉局部疼痛、麻痹症状明显减轻。也可应用最简单的指压法，用两手拇指端按压两侧委中穴，力度以稍感酸痛为宜，一压一松为 1 次，连做 10 ～ 20 次。也可对委中穴进行按揉，定位到委中穴之后，拇指放置于委中穴之上，先沿顺时针按揉 100 圈，全程以小圈为准，然后沿逆时针再行按摩 100 圈，按摩过程中用力不宜过大，以稍感酸、胀、麻为宜。

第八节　商阳穴，男人的"不老穴"

商阳穴是手阳明大肠经的井穴，人体的经脉是由气血等物质构成的循环，而大肠经的经气就是由商阳穴外出体表。中医学认为，商阳穴可调节大肠之经气，宣肺利咽。我们的身边有很多烟民，香烟对于肺脏的危害很大，对于烟民来说，可以常按。商阳穴也是天然的"开塞露"，可以调节大肠经气，促进肠道蠕动。也有人认为，商阳穴是男人的"壮阳药"，具有明显的强精壮阳的功效。男人如果肺脏不老、肾脏不老就会年轻一大半，因而商阳穴是男性的"不老穴"。

位置：手食指末节桡侧，距指甲根角 0.1 寸处。

取穴方法：找到手食指的桡侧的指甲根角，距离这里 0.1 寸的地方就是商阳穴。

功效：增强性功能，改善性欲低下、阳痿、早泄等症状。可治疗咽炎、急性扁桃体炎、腮腺炎、口腔炎等。

操作：用一只手的拇指尖和食指尖相对用力，掐按商阳穴，每次 3 ～ 5 分钟即可。注意力度不可过大，以免造成皮肤损伤。